턱관절 쇼크

턱관절 쇼크
턱관절이 문제였습니다

문형주 지음

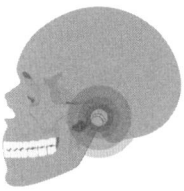

Temporo Mandibular Joint Shock

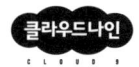

프롤로그

턱관절이 몸 전체를 관장한다

"두통이 없어지니 살겠어요." "계단 오르기가 무서웠는데 이제 거 뜬해요." "아이의 틱이 사라지니 가정에 평화가 찾아왔어요."

치과에서 들을 수 없을 법한 이 말들은 실제로 나에게 치료받은 환자와 그 보호자들이 한 말이다. 턱관절 장애를 치료했을 뿐이다. 그런데 많은 환자가 일상을 흔드는 고통스러운 통증과 질병에서 해방되어 새로운 삶을 찾았다.

'설마…… 치과의사가 어떻게 그런 병을 고쳐?'

당연한 생각이다. 허리에 통증이 있으면 정형외과에 가면 될 일이고 틱장애가 있다면 당연히 신경외과나 정신의학과에 가면 된다. 그런데 이해할 수 없는 일들이 나의 진료실에서 실제로 벌어지고 있다.

필자는 개원 이래 오늘날까지 35년간 치과의사의 역할에 매우 충실했다. 지역주민들로부터 신망을 얻었고 오늘도 변함없이 환자들이 나의 진료실을 찾아온다. 그런데 지난 35년 사이 필자의 진료 영역에 큰 변화가 생겼다. 치아와 턱관절에 국한된 진료 영역을 넘어 '환자의 몸 전체'로 진료 영역이 확대됐다. 언제부턴가 환자의 건강 상태 전반을 물어보았다. 환자들은 허리통증, 급격히 떨어진 시력, 불임, 이유를 알 수 없는 기절, 틱장애에 이르기까지 병원에서는 아무런 원인이 없다고 하지만 자신만이 느끼는 고통을 털어놓았다.

환자들의 턱관절 장애를 치료했을 뿐인데 몸의 다른 통증이나 질병이 호전되는 것을 지켜보면서 분명 '내가 지금 알지 못하는 신비로운 무엇인가가 있지 않을까?'라는 의문이 들었다. 지난 25년의 세월을 턱관절 장애 치료와 연구에 매진했다.

지난 25년은 그동안 몰랐던 턱의 어마어마한 위력을 실감하는 시간이었다. 임상 경험이 쌓이면서 턱관절은 단순히 턱의 문제가 아니라 인체 전체는 물론이고 코어 근육과 매우 중요한 관련을 맺고 있다는 사실을 발견하게 됐다. 학문적 기반을 마련하기 위해 논문을 쓰기 시작했고 국제 학술지에서 인정받으면서 이론에서도 자신감이 생겼다.

논문의 핵심은 '턱은 인체의 균형 전체를 통제하는 조율자'라는 것이다. 사람들이 모인 조직에서도 겉으로는 잘 드러나지 않는 '진정한 보스'가 있다. 활발하게 앞에 나서지는 않지만 좌중의 의견을 종합하고 최종적으로 합의를 끌어내면서 조직의 방향을 이끄는 숨은 실력자다. 턱관절이 우리 몸에서 하는 역할이 딱 그렇다.

식사 때 별 탈 없이 잘 씹으니 '내 턱관절에 무슨 문제가 있겠어?'라고 생각할 수 있다. 하지만 턱관절은 우리가 모르는 사이에 우리 몸 전체를 관장하고 있다. 우리 몸의 모든 질병은 균형이 깨짐으로써 생겨난다. 턱이 틀어지면 몸이 틀어져 균형을 잃는다. 건강을 위협하는 외부 요소에 속수무책이 되는 것이다. 그러니 턱관절을 무시하고 건강을 논하는 것은 어려운 일이다. 유병백세有病百歲라는 말이 나올 만큼 노년의 건강에 대한 염려가 짙어지고 있는 지금, 건강수명을 10년 늘리는 해답이 숨겨져 있을 턱에 주목해야 한다.

물론 이 책에서 이러한 내용을 하나하나 밝힐 것이다. 다만 중요한 점은 '내 건강 문제의 범인이 턱관절일 수 있다.'라는 가능성을 배제하지 않아야 한다는 것이다. 턱관절은 생각보다 매우 치밀한 형태로 우리 몸 전체에 영향력을 행사하고 있다.

아무리 실력 있는 기타리스트여도 기타 줄이 제대로 조율되어 있지 않으면 최상의 음악을 연주할 수 없다. 개인의 실력과 노력에 선행되어야 할 것은 '악기의 조율'이다. 몸을 조율하는 턱관절이 비뚤어지면 우리 몸이 안정적으로 기능하기 힘들어진다는 이야기다.

첫 번째 책 『건강한 사람은 그럴 턱이 있습니다』가 2012년에 출간되었으니 벌써 10년 이상 흘렀다. 그 사이 의료기술이 혁신적으로 발전했고 내원했던 수많은 환자의 치료 데이터도 엄청나게 쌓였다. 이제 그 내용을 또 다시 책으로 펼쳐냄으로써 아직도 턱관절 균형이 인체에 얼마나 큰 영향을 미치는지 모르는 분들에게 도움이 되기를 바란다. 또한 턱관절 장애 치료를 받을 때는 효율성을 얻고 턱관절 치료를 받은 후에는 안정적인 생활을 확보할 수 있기를 바란다.

이 책이 나올 수 있게 도움을 준 모든 분과 가족 그리고 병원에서 함께 고생하는 직원들에게 깊은 감사의 마음을 전한다.

2025년 7월
문형주

| 차례 |

프롤로그   턱관절이 몸 전체를 관장한다 • 4

턱관절 쇼크 1

턱관절은 인체 균형의 절대 조율자다 • 13

1. **턱관절 장애가 전신질환을 일으킬 수 있다 • 15**
   턱관절 장애가 건강한 신체를 무너뜨릴 수 있다 • 15 | 정체불명 통증의 진짜 원인은 턱에 있었다 • 18 | 턱의 균형을 되찾고 전신질환에서 벗어나다 • 19

2. **현대인 중 턱관절이 틀어진 사람들이 늘고 있다 • 22**
   턱관절 장애를 앓는 사람들의 수가 빠르게 늘고 있다 • 22 | 틀어진 턱관절 때문에 노화가 가속화된다 • 23 | 턱을 건강과 연관 짓기가 쉽지 않아 문제가 커진다 • 26

3. **턱관절의 중요성을 제대로 알아야 건강해진다 • 29**
   턱은 전신 건강에 영향을 미친다 • 29 | 턱은 얼굴 안의 심장이자 양측성 관절이다 • 31

턱관절 쇼크 2

턱관절 장애에 전신치의학을 도입하다 • 35

1. 왜 만성통증이 치료가 안 되는 걸까 • 37
   턱을 통제하면 온몸을 통제할 수 있다 • 38 | 턱관절 장애가 다른 통증의 원인이 된다 • 42

2. 기존 의학으로 턱관절 장애를 해결하기 어렵다 • 45
   왜 턱관절 장애는 치료가 쉽지 않았는가 • 45 | 유기체적 자연관 통합의학에서 답을 찾다 • 48 | 턱을 중심으로 몸을 보는 전신치의학이 필요하다 • 49

3. 전신치의학이 턱관절 장애의 새로운 대안이다 • 54
   통합의학적 지식이 점점 더 중요해진다 • 54 | 선구자들이 새로운 패러다임을 개척하고 있다 • 57

4. 증상, 체형, 체질, 환경, 습관별 치료가 필요하다 • 60
   몸을 획일적으로 해석하는 건 무의미하다 • 60 | 생체적합성은 개인마다 다르다 • 63

5. 오각형의 방패를 아날로그 데이터로 구축하다 • 65
   초개인화 알고리즘으로 질병을 표적 치료한다 • 65 | 5개의 꼭짓점의 균형이 맞아야 우리 몸이 건강해진다 • 67

턱관절 쇼크 3

턱관절 건강 해독코드
펜타곤 5법칙을 실천하자 • 71

1. **펜타곤 제1법칙은 균형이다 • 73**
   턱이 원하는 단 한 가지는 균형이다 • 73 | 턱관절 검진 후 적합한 치료 계획을 세운다 • 80 | 보존적 턱관절 치료로 건강과 아름다움을 되찾다 • 86 | 아름다운 얼굴의 비밀은 턱의 균형에 있다 • 89 | 균형 잡힌 사람이 성격도 원만하고 머리도 좋다 • 91 | 턱관절의 불균형이 전신 비대칭으로 이어지다 • 94 | 턱관절의 불균형이 두통과 섬유근육통을 일으킨다 • 98 | 턱관절이 건강해야 활기찬 생활을 할 수 있다 • 101 | 턱관절 장애를 치료하니 틱 증상이 사라졌다 • 104

2. **펜타곤 제2법칙은 환경이다 • 108**
   화학물질과 전자파가 턱관절 건강을 해친다 • 108 | 주변 환경 요소도 의심해봐야 한다 • 111 | 때로는 신발도 문제의 원인이다 • 113 | 직관과 경험에 기반한 예민함이 필요하다 • 116 | 환자와 의사 간 라포 형성이 치료의 관건이다 • 119 | 장기간 치료에도 낫지 않으면 주변 환경이 문제다 • 121 | 화장품이 통증을 일으킬 수 있다 • 124 | 화학물질과 전자파의 위협을 받고 있다 • 129 | 전자파는 턱관절 건강의 보이지 않는 적이다 • 131 | 개인맞춤 교합안정위장치와 치약을 개발하다 • 135

3. **펜타곤 제3법칙은 음식이다 • 139**
   몸에 맞는 건강한 편식을 하라 • 139 | 와인 속 미세한 성분이 알레르기를 일으킨다 • 141 | 안 좋은 음식이 턱관절 장애를 일으킨다 • 143 | 몸에 맞지 않는 영양제는 오히려 독이 된다 • 145

4. 펜타곤 제4법칙은 스트레스 디톡스다 • 150

스트레스가 턱관절 장애의 악순환을 가져온다 • 150 | 스트레스가 턱관절 장애에 영향을 미친다 • 152 | 턱관절의 균형을 맞춤과 동시에 마음의 균형도 맞춘다 • 154

5. 펜타곤 제5법칙은 운동이다 • 158

턱에 좋은 운동을 습관화하자 • 158 | 턱 건강을 위해서 나쁜 습관을 버리자 • 160 | 하루 3분 턱 균형 코어 모션에 투자하자 • 166 | 생애주기에 따라 턱 관리법도 달라진다 • 176

턱관절 쇼크 4

턱관절 장애가 가속노화의 주요 원인이다 • 189

1. 턱이 건강하면 신체 나이가 젊어진다 • 191

건강수명을 늘리고 싶다면 재테크보다 턱테크를 하라 • 193 | 틀니 1밀리미터가 천당과 지옥을 가르다 • 196

2. 턱이 건강하면 신체 능력이 향상된다 • 201

프로 농구선수의 신체 능력을 턱이 되돌려주다 • 202 | 온몸의 근육을 사용하는 발성은 턱이 건강해야 잘된다 • 207

3. 턱이 바로 서야 삶이 바로 선다 • 209

몸을 바로 세우는 위대한 첫걸음을 내딛다 • 210 | 인내는 쓰지만 희망의 끈을 놓지 않으면 열매는 달다 • 213

에필로그   전신치의학으로의 전환을 늦춰서는 안 된다 • 215

턱관절 쇼크 1

턱관절은 인체 균형의 절대 조율자다

턱은 인체 전반의 균형을 통제하고 관리하는 '절대 조율자'다. 턱을 통제하면 온몸을 통제할 수 있다.

1
턱관절 장애가 전신질환을 일으킬 수 있다

턱관절 장애가 건강한 신체를 무너뜨릴 수 있다

30대 중반의 김안나(가명) 씨가 처음 우리 병원을 찾은 것은 3년 전쯤이다. 크리스마스와 연말연시를 앞두고 병원에 미묘하게 들뜬 분위기가 감돌며 기분 좋은 설렘이 떠다니던 때였다. 그날 진료실의 문턱을 힘겹게 넘어서는 안나 씨를 본 순간 나는 무의식적으로 자세를 고쳐 앉았다. 왜 그랬는지는 모르겠다. 한눈에 봐도 홀로 지구를 짊어지고 있는 것처럼 온몸이 무너져 있는데도 천사처럼 환한 얼굴로 내 앞에 앉았다. 안나 씨와 눈이 마주치는 순간 왠지 모르게 마음이 일렁였다. 몸이 저렇게 무너지기까지 겪었을 고통과 그것을 이겨내기 위해 썼을 안간힘을 생각하니 저절로 연민이 차올랐다.

안나 씨는 미국에서 신학을 공부하는 유학생이었다. 그 몸으로 공부했다는 게 믿기지 않을 만큼 몸 상태는 최악이었다. 살아 있는 게 다행일 정도로 성한 곳이 없었다. 우선은 똑바로 서 있기조차 어려울 만큼 근육이 몸을 제대로 받쳐주지 못하고 있었다.

"매일 3시간씩 근육운동을 하지 않으면 일상생활을 해나가기가 어려울 정도예요. 한창 심할 때는 휠체어를 타고 다녔어요."

눈의 초점이 잘 맞지 않아 책을 읽는 데 남들보다 10배는 시간이 걸린다고 했다. 책 한 줄을 읽는 데 1분 이상이 걸릴 정도이니 공부는 안나 씨에게 흡사 투쟁과 같은 일이었을 것이다.

무너진 몸으로 삶을 포기하지 않기 위해 매일 3시간씩 운동을 했다고 한다. 무거운 바위를 정상으로 밀어 올리는 형벌을 영원히 수행해야 하는 시시포스나 다름없는 생활을 하루하루 이어가고 있었다.

그런데 안나 씨가 나를 찾아온 결정적인 증상은 따로 있었다. 멀쩡하게 일상생활을 하다가도 갑자기 원인 모를 기절을 한다는 것이었다. 이 이야기에 놀라지 않을 수 없었다. 25년간 턱관절 장애 환자를 수천 명 치료했지만 이런 경우는 처음이었다.

"그럴 때마다 많이 놀라고 힘들었겠네요. 그런데 주로 어떤 때 기절하게 되던가요?"

"저도 그걸 모르니 답답해요. 한번은 강의실 마이크에서 '삑-'하고 소리가 나서 기절한 적도 있고, 뭔가에 살짝 부딪혀서 쓰러진 적도 있고, 어떤 때는 왜 기절을 했는지 모를 때도 있어요."

안나 씨는 우리 병원에서 진료받을 때도 두세 차례 기절해 나는 물론이고 병원 식구들도 기함했다. 안나 씨는 남들보다 주변의 자극에 훨씬 더 민감하게 반응하는 신경 불안 증세를 겪고 있었다. 우리에겐 평소 잘 들리지 않는 시계 초침 소리가 안나 씨에겐 기차 소리만큼이나 증폭되어 들릴 정도이니 삶이 어땠을까.

몸이 이 지경이 될 때까지 안나 씨가 가만히 있었던 것은 아니다. 미국의 유명 대학병원으로부터 무료 치료 제안까지 받았다. 동양에서 온 여자가 원인을 알 수 없는 난치성 질환을 앓고 있으니 병원 측에서는 임상적인 호기심이 발동했을 것이다. 그래서 안나 씨는 1년 가까이 낯선 미국 병원에서 각종 현대의학 치료를 받았다. 그뿐만 아니라 척추의 비정상 배열을 교정하고 눌리는 신경을 풀어주는 대체의학 요법인 카이로프랙틱chiropractic과 뇌를 마사지해 뇌척수액의 흐름을 개선하고 뇌를 활성화하는 두개천골요법CST 등 온갖 치료를 받았다. 그야말로 할 수 있는 건 다 했지만 치료 효과는 오래 가지 못했다. 치료하고 한동안은 일시적으로 회복됐다가 시간이 지나면 증상이 다시 반복될 뿐이었다.

하지만 안나 씨는 포기하지 않았다. 삶의 끈을 부여잡기 위해 귀국해 큰 병원에서 최첨단 검사를 받았지만 역시 호전의 실마리를 찾지 못하다가 2020년이 저무는 12월의 어느 날 내 앞에 앉게 된 것이다. 우리 병원을 찾는 수많은 환자가 그렇듯이 마지막 지푸라기라도 잡는 심정으로.

정체불명 통증의 진짜 원인은 턱에 있었다

환자가 자신을 포기하지 않으면 의사는 절대 환자를 포기하지 않는다. 안나 씨와 나는 한 팀이 되어 다시 처음부터 시작해보기로 했다. 단서는 안나 씨의 모든 통증이 턱에서 시작된다는 사실이었다.

"턱에서 통증이 시작되면 그 통증이 전신으로 퍼져나가는 느낌이에요. 이명도 들리고. 그러다 보면 편두통이 몰려오고, 시간이 지나면 숨 쉬는 것도 힘들어져요."

안나 씨는 전형적인 턱관절 장애 증상을 보였다. 그렇다면 이렇게 증상을 키운 원인이 있을 터. 언제나 그렇듯 환자와의 첫 상담은 오랜 시간과 에너지를 필요로 하는 일이다. 그만큼 향후 치료 과정과 예후에 중요하기 때문이다.

"혹시 턱에 자극이 가해질 만한 사고 같은 건 없었나요? 뭔가에 세게 부딪혔다던가, 넘어졌다던가, 가벼운 차 접촉 사고를 당했다던가."

"글쎄요. 몇 년간 특별히 그런 건 없었어요."

"최근의 일이 아니어도 상관없어요."

"음…… 글쎄요. 아, 그런 일이 한 번 있긴 했어요. 초등학교 5학년 때 길을 가다가 주변 어딘가에서 가스가 폭발해 크게 충격을 받은 적이 있어요."

가스 폭발이 턱관절 장애의 진짜 원인이었는지는 확신할 수 없다. 그런데 사고로 강한 충격이 몸이 가해지면 우리 몸에서 가장 예민한 관절인 턱관절의 균형이 무너지는 경우가 많다.

그렇다면 한참 세월이 흘러서 증상이 나타난 이유가 뭘까? 턱관절은 어긋나도 처음에는 증상이 없는 경우가 대부분이다. 하지만 턱의 균형이 무너지면 서서히 몸의 전체적인 균형도 틀어지게 되고 몸이 그 상태에 적응하면서 더 틀어지게 된다. 그러다가 턱이 견딜 수 있는 한계치를 넘어서면 결국 턱은 이제 더는 못 견디겠다며 통증으로 우리 몸에 신호를 보낸다. 통증이 가볍게 오기도 하지만, 안나 씨와 같이 온몸이 무너지는 복합적 증상을 호소하는 환자도 적지 않다.

안나 씨의 턱 상태를 정밀하게 살펴보기 위해 그날 바로 검사를 시작했다. 검사 결과 예상대로 턱의 균형이 심하게 무너져 있었다. 교합안정위장치(아큐파이저)를 맞추고 본격적으로 치료에 돌입했다. 안나 씨는 어쩌면 1년 넘게 걸릴지도 모를 장기 레이스의 출발선에서 두려움과 기대가 섞인 복잡한 마음으로 서 있었다.

턱의 균형을 되찾고 전신질환에서 벗어나다

증상은 조금씩 조금씩 호전됐다. 우선은 턱관절에 뻐근하게 느껴지던 통증과 함께 두통이 사라졌고 기절하는 빈도도 점차 줄어들었다. 턱이 균형을 잡으면서 몸이 제대로 서니 근육도 제자리를 잡아갔다.

4개월이 지났을 무렵 진료실을 찾은 안나 씨는 진료 도중 갑자기 고개를 떨구고 펑펑 울기 시작했다. 한참을 울다가 겨우 진정을 하고 울먹이는 목소리로 이렇게 말했다.

"책이 읽혀요! 예전처럼 책을 읽을 수 있게 됐어요. 선생님."

책 한 줄 읽는 데 1분이나 걸렸던 안나 씨가 다시 책을 제대로 읽게 된 것이다. 몸의 중요한 기능을 잃어버린 경험이 없는 사람이 어떻게 안나 씨의 마음을 헤아릴 수 있겠는가. 나와 의료진은 모두 안나 씨의 울음에 숙연해졌다. 이후 진료실을 찾을 때마다 쏟아내는 안나 씨의 간증은 점차 다채로워졌다.

"주차장까지 한 번도 안 헤매고 갔어요.""나무와 건물이 입체적으로 정말 잘 보여요. 하하하."

남들에게는 아무렇지도 않은 일이 안나 씨에겐 목소리를 높여 흥분할 만큼이나 큰일이었다. 처음 진료를 받으러 왔을 때는 눈의 초점이 맞지 않아 병원 앞 주차장까지 걸어가는데도 옆에서 누군가 부축해야 할 정도였다. 이제 안나 씨는 혼자서 자유롭게 걸을 수 있게 됐다. 전과는 다르게 대중교통을 이용해도 아무런 불편함을 느끼지 않았다. 꿈에도 생각지 못했던 일이다. 몸의 각 부분이 정상 기능을 되찾으면서 그동안 보이지 않았던 것들이 비로소 눈에 들어오기 시작하자 안나 씨는 새로운 삶을 사는 것 같다며 자주 환하게 미소를 지어 보였다.

1년 반이라는 긴 기간을 인내하며 누구보다 성실하게 치료받았다. 이제 증상 대부분이 호전되어 치료 예후를 관찰하기 위해 몇 달에 한 번 정기적으로 들를 정도로 상태가 좋아졌다. 매일 3시간씩 해야 했던 운동도 이제는 일주일에 몇 시간만 해도 될 정도로 근육에 힘도 생겼다. 공부를 다시 시작한 안나 씨는 현재 박사학위 논문을 준비 중이다. 매일 진료실에 들어설 때마다 무용담을 들려주듯 호전된 이야기를 들려주고 있다. 안나 씨는 다음 약속을 잡고 진료실을 나갈 때 나를 따뜻하게 안아준다.

오늘도 우리 병원 3층(1층은 접수실, 2층은 일반 치과 진료실, 3층은 턱관절 전문 진료실)을 찾는 환자들은 "허리가 안 아프니까 살겠어요." "소화가 잘되니 식욕이 좋아져서 살찔까 봐 걱정이에요." "이제 걷는데 문제없으니 다시 일을 시작해보려고 해요."라며 다양한 간증을 풀어놓는다.

그동안 우리는 턱에 대해 잘 몰랐고 무관심했다. 턱관절 장애가 전신질환을 유발할 수 있다는 것은 이제 가설이 아니라 각종 논문과 임상으로 증명된 의료계의 정설이다. 그리고 문치과를 방문했던 환자 수천 명의 이야기와 차트가 그것을 말해준다.

그래서 나는 원인 모를 고통, 알 수 없는 통증 때문에 이 병원 저 병원을 전전하며 고통 속에서 불안하고 외로운 나날을 보내는 환자들에게 한 번쯤 턱을 의심해보라고 권유하고 싶다. 이것이 내가 25년 전 턱관절 장애를 연구하기 시작한 이유이자 이 책을 쓰는 이유다.

2
현대인 중 턱관절이 틀어진 사람들이 늘고 있다

턱관절 장애를 앓는 사람들의 수가 빠르게 늘고 있다

턱관절 장애에 대한 일반인의 인식은 아직 낮지만 환자 수는 무섭게 늘어나고 있다. 국민건강보험공단이 발표한 자료에 따르면 2019년 턱관절 장애로 진료받은 대한민국 국민은 약 41만 4,000명에 이른다. 2015년 35만 3,000명에서 17.1%나 증가한 수치로 연평균 증가율이 4%나 된다. 이것은 비단 우리나라만의 이야기가 아니다. 미국 의료보험국CMS의 자료에 따르면 2000년부터 2018년 사이 미국에서 턱관절 장애로 진료비를 청구한 환자 수가 약 3배 증가했다.

이런 통계 자료가 아니더라도 현장에서 턱관절 환자를 치료하는 의사로서 턱관절 장애 환자 수가 많아지고 있다는 것을 피부로 느낀다. 더 우려스러운 것은 환자들의 나이가 점점 어려지고 있다는 점이다. 앞서 국민건강보험공단의 발표 자료를 보면 연령대별로 20대가 27.7%(11만 4,000명)로 가장 많았고 30대가 16.0%(6만 6,000명)로 그다음이었다. 턱관절 장애 환자의 절반 가까이(43.7%)가 20~30대라는 이야기다.

이 같은 현상에 대해 전문가들은 스트레스와 잘못된 자세, 스마트폰 사용 증가, 불규칙한 식습관 등을 그 이유로 꼽는다. 이러한 분석은 턱관절 장애가 만성질환임을 뜻한다. 유전적 요인을 무시할 수는 없지만 만성질환은 대개 오랜 생활 습관에서 기인한다. 잘못된 생활 습관으로 인해 무너진 균형이 턱관절을 틀어지게 해 전신 질환을 불러오게 되는 것이다.

틀어진 턱관절 때문에 노화가 가속화된다

이 지점에서 떠오르는 단어가 하나 있다. 30대인데도 60대의 몸으로 살았던 김안나 씨처럼 실제 나이에 비해 생물학적 나이가 많은 현상을 가리키는 '가속 노화accelerated aging'가 그것이다. 가속 노화는 나이 들어 신체 기능이 떨어지면서 발생하는 고혈압, 당뇨, 고지혈증, 통풍, 신경통, 관절염 등의 질환이 수십 년 일찍 찾아오는 현상을 말한다.

우리나라 20~30대 청년층의 대사 질환자가 중장년층보다 빠르게 증가하고 있다. 국민건강보험공단 자료에 따르면 2022년 기준으로 20~30대 당뇨병 진료환자는 13만 1,846명으로 10년 전인 2012년의 7만 5,868명보다 2배 가까이 증가했다. 같은 기간에 고혈압 환자는 45% 증가했고, 고지혈증 환자는 2배 이상 늘었다. 관절 질환으로 고생하는 젊은 층도 빠르게 증가하고 있다. 이를 두고 의료계에선 오십견이 아니라 '이십견' 환자가 늘고 있다는 이야기가 나올 정도다. 국민건강보험공단 통계에 따르면 20~30대 퇴행성 관절증 환자는 2012년 16만 4,636명에서 2022년 20만 2,198명으로 22%나 증가했다. 빨라진 '노화 시계'에 충격을 받은 MZ세대가 운동과 건강기능식품에 일찌감치 눈을 뜨는 것은 이런 현상 때문이라는 분석도 나오고 있다.

학계 전문가들은 가속 노화의 원인으로 MZ세대의 식습관과 생활 패턴에 주목하고 있다. 이전 세대에 비해 기름진 음식, 가공식품, 빵 등의 단순 당의 섭취가 증가했다. 이에 따라 빠르게 오른 혈당을 낮추기 위해 우리 몸이 인슐린을 분비하는 과정에서 스트레스 호르몬이 나오고 이것이 다시 식탐으로 이어지는 악순환을 만든다는 것이다. 운동 부족도 큰 문제로 지적되고 있다. 우리나라 학생들 대부분은 하루에 최소 8시간 이상 책상에 앉아서 공부하고 나머지 시간에는 스마트폰을 손에서 놓지 않는다. 한창 배울 나이이니 장시간 책상에 앉아 있을 수밖에 없는 건 어쩔 수 없다. 바른 자세로 앉아 있다면 그나마 다행이고 조금이라도 시간을 내어 운동할 수 있으면 좋겠지만 그럴 여유가 있는 학생이 얼마나 될까. 턱관절 환자를 치료하는 의사로서 나는 이 지점이 무척이나 우려스럽다. 이들 모두 잠재적 턱관절 장애 환자이기 때문이다.

이렇게 어린 시절을 보내고 사회로 나와 고된 일에 시달리는 현대인은 각종 통증에 시달린다. 손목터널증후군, 거북목증후군, 어깨통증, 목 디스크, 허리 디스크, 두통과 각종 신경통 등 전신에 통증을 호소하는 이들이 나날이 늘어가고 있다. 일을 계속하기가 어려울 만큼 통증이 심해지면 마사지, 추나 요법, 도수 치료를 받아보지만 효과는 그때뿐이다. 이런 치료라도 받는다면 그나마 낫지만 모든 것을 스트레스 탓으로 돌리며 증상을 방치하기 일쑤다. 그러다가 도저히 일을 계속할 수 없을 만큼 증상이 심해지면 그제야 병원을 찾는다.

전문가들이 가속 노화의 원인으로 꼽는 스트레스, 잘못된 자세, 불규칙한 식습관 등은 턱관절 장애 환자가 증가하는 이유와 정확하게 일치한다. 안면 비대칭으로 외모 콤플렉스를 겪는 10대 청소년에서부터 만성적인 어깨, 허리, 무릎 통증에 시달리는 환자, 이유를 알 수 없는 두통이나 신경통으로 고통받는 환자, 계단 앞에만 서면 두려움을 느끼는 환자에 이르기까지 증상은 제각각이다. 하지만 이들에게는 공통점이 있다. 턱관절이 틀어졌다는 것이다. 틀어진 턱관절은 몸 전체의 균형을 무너뜨리고 다양한 증상을 일으킨다.

턱을 건강과 연관 짓기가 쉽지 않아 문제가 커진다

이쯤에서 거울 앞에 서서 턱을 들여다본 독자도 있을 것이다. 아마 이 책을 읽는 독자들 가운데 상당수는 거울을 볼 필요도 없다며 고개를 저었을지도 모른다. 이미 오래전부터 턱관절이나 몸이 틀어졌다는 것을 '인지'하고 있었기 때문일 것이다. 치마가 자꾸 한쪽으로 돌아간다면 골반의 좌우가 틀어져 있는 건 아닌지 의심했을 것이고 한쪽 신발 뒤축만 유난히 닳는 원인이 양쪽 다리의 길이가 달라서임을 눈치채고 있었을 수도 있다. 이 경우 대개는 '세상에 완벽하게 균형을 이룬 사람이 어딨어. 이 정도 차이는 누구나 갖고 있지 않을까?'라며 대수롭지 않게 넘겼을 것이다.

문제는 몸 이곳저곳에 통증이 생기기 시작하고 나서부터다. 균형을 잃은 환자들이 느끼는 증상은 정말 다양하다. 단순하게 턱 통증, 턱관절 잡음, 개폐구 장애가 증상으로 나타난다. 전신적으로는 몸에 심각한 비대칭이 생길 수도 있다. 시도 때도 없이 찾아오는 두통 때문에 진통제를 달고 사는 환자, 눈부심이나 어지럼증을 호소하는 환자, 허리와 무릎 등의 관절통으로 거동이 자유롭지 못한 환자, 혈액순환이 되지 않아 손발이 저린 환자, 호흡곤란으로 극도의 불안감을 호소하는 환자 등 전신에 다양한 증상이 나타난다. 심할 경우 이러한 증상이 복합적으로 나타나는 환자도 드물지 않다.

통증이 생기면 대부분 통증이 나타난 부위의 치료에 전념하게 된다. 가령 두통을 치료하기 위해 신경과에 가서 약을 처방받고 그래도 잘 낫지 않으면 MRI를 찍어 혹시 뇌에 문제가 있는 건 아닌지 살펴본다. 검사에서 정확한 질병의 원인이 밝혀지고 그에 맞는 치료가 이루어져 증상이 호전된다면 더할 나위 없다. 하지만 상당수의 환자가 의사로부터 "검사에서는 특별한 이상이 없다."라거나 "스트레스나 과로가 원인이다."라는 이야기를 듣는다. 혹시나 해서 다른 과나 한의원을 찾아가 보지만 듣는 대답은 대동소이하다. 이런 상황이 길게 이어지면 환자는 무기력해진다. 자신의 증상이 꾀병 취급을 받는 것처럼 느껴져 위축되고 평생 고통 속에서 살아가야 할지도 모른다는 생각에 불안해진다.

단순한 두통이라면 하루이틀 진통제를 복용하면 충분히 개선된다. 그런데 그 원인이 턱관절 장애로 인한 몸의 불균형에 있다면 원래 위치로 되돌리지 않고서는 절대 통증이 사라지지 않는다. 오히려 방치하면 만성질환으로 발전해 몸 여기저기로 통증이 퍼지게 된다. 골조가 기울어져 건물 여기저기에 나타난 균열을 임시방편으로 시멘트로 발라두는 것과 같다. 얼마 지나지 않아 여기저기서 누수가 발생하고 시간이 지나면 점차 벽이 기울기 시작한다.

인간의 몸은 자연스럽게 균형을 추구한다. 전후좌우대칭은 우리가 태어날 때부터 우리 신체에 존재하는 원리다. 선천적 문제를 타고 난 극소수를 제외하고는 인간을 비롯한 대부분 생명체는 전후좌우 균형 상태로 태어난다. 이것은 단지 외부 골격의 문제만이 아니다. 우리 신체의 장기와 기타 시스템 모두 전후좌우 균형을 추구한다.

그런데 우리 몸의 불균형으로 인해 나타나는 통증과 질환이 턱관절 장애 환자에게서 훨씬 더 많이 나타난다는 것이 이상하지 않은가? 한때 의료계에서 뒷모습 건강론이 유행한 시기가 있었다. 뒤태에서 그 사람의 건강 상태를 읽을 수 있다는 이야기다. 척추측만, 거북목, 오다리, 틀어진 발목, 높이가 다른 어깨와 골반 등으로 인해 신체 구조에 변형이 생기면 뒤태에서 그 불균형이 한눈에 드러난다는 것이다. 일견 맞는 말이다. 몸의 균형이 잘 잡혀 있는 사람과 그렇지 않은 사람의 뒷모습은 다를 수밖에 없다. 머리에서부터 어깨, 허리, 고관절, 무릎, 발목에 이르기까지 전신의 전후좌우와 상하 균형이 잘 잡혀 있으면 뒤태는 물론이고 걷는 자세부터가 다르다. 신체의 균형이 잡혀 있을 뿐인데 성품까지 곧아 보이고 믿음직해 보인다. 주위를 둘러보라. 허리가 굽고 절룩거리며 걷는 사람 중에 과연 건강한 사람이 몇 명이나 되는지.

뒤태까지 볼 필요도 없다. 나는 그 사람의 턱과 얼굴만 봐도 몸의 균형, 더 나아가 전신의 건강 상태를 추론할 수 있다. 오랜 시간 수많은 환자의 턱관절을 치료하면서 터득한 일종의 경험치 덕분이다.

3
턱관절의 중요성을 제대로 알아야 건강해진다

턱은 전신 건강에 영향을 미친다

왜 턱일까? 틀어졌던 턱의 전후좌우와 상하 균형을 맞춰 원래 자리로 되돌리면 왜 두통이 사라지고 어지럼증이 낫고 휠체어에 의지하던 사람이 제대로 걸을 수 있게 될까? 이런 증상들과 턱관절이 대체 무슨 관계가 있는 걸까? 김안나 씨의 이야기를 읽고 나면 누구나 품게 되는 의문이다. 무릎 관절을 치료한다고 해서 두통이 사라지거나, 고관절이 좋아진다고 해서 어지럼증이 호전되는 것은 아니다. 그런데 왜 유독 턱은 전신에 영향을 미치는 걸까?

이것은 치과의사로서 내가 가진 의문이기도 했다. 평범한 치과의사로 10년 넘게 살아오다가 25년 전 턱관절 장애 치료에 본격적으로 뛰어들 즈음, 나는 '턱'이라는 화두를 앞에 두고 막막한 심정이었다. 반드시 풀고 싶은 문제이지만 대입할 공식조차 찾을 수 없는 어려운 수학 문제 같았다. 당시만 해도 턱관절의 중요성에 대해서는 일반인은 물론이고 의학계에도 잘 알려지지 않았다. 그러다 보니 국내에서 턱관절을 전문으로 치료하는 병원은 손가락으로 꼽을 정도로 찾아보기 힘들었다.

하지만 우리 병원을 찾아오는 턱관절 환자들의 증상은 단지 턱관절 통증에만 머무르지 않고 복합적 통증을 동반한다. 눈이 뒤로 당겨지는 느낌이라는 환자, 어지러워 일상생활이 어렵다는 환자, 몸 군데군데 각종 통증에 시달리는 환자 등 정말 다양하다. 이들은 안과, 신경외과, 이비인후과, 정형외과를 가보지만 검사 결과는 늘 '이상 없음'이다. 해부학적으로는 문제가 전혀 없으니 과로나 스트레스가 원인일 거라는 원론적인 이야기만 들을 뿐이다.

심각한 병이나 치료 방법이 없는 희귀병이 아니라면 병을 진단받았다는 것은 솔루션이 있다는 뜻이다. 수술이든 약물 치료든 방법이 있다. 하지만 병을 진단받지 못한 환자에겐 솔루션도 없다. 그래서 병원을 전전하다 인터넷을 검색하거나 수소문해서 마지막이라는 심정으로 나를 찾아온 환자들의 표정은 대개 오랜 불안, 체념, 의사에 대한 불신이 복잡미묘하게 얽혀 있다.

그런 환자들의 고통을 조금이라도 줄여주고 싶은 마음으로 시작한 턱관절 장애 치료가 한 해 한 해 더해갈수록 나의 확신은 점점 굳어졌다. 턱의 균형을 찾아주면 환자들이 일상에서 불편함을 느꼈던 수많은 증상이 호전된다는 확신이다.

문제는 왜 턱인지에 대한 답을 찾는 것이었다. 내 앞에서 고통을 호소하고 눈물짓는 환자들을 위해서라도 '턱'이란 놈의 정체, 성격, 활동 범위를 알아야 했다. 물론 나의 임상 데이터는 차고 넘쳤다. 하지만 그것을 뒷받침할 만한 이론과 검증이 필요했다. 그래서 의학서적을 뒤적였고 수많은 국내외 논문과 연구자료를 찾았다. 현대의학만으로 설명할 수 없는 증상과 현상의 원인을 찾아내기 위해 한의학, 동양의학, 더 나아가 대체의학까지 연구했다. 그러자 우리 몸의 절대적 조율자인 '턱'의 실체가 조금씩 드러났다.

턱은 얼굴 안의 심장이자 양측성 관절이다

　첫 번째 단서는 턱의 해부학적 특징에서 찾을 수 있었다. 인체 내부를 살펴보면 턱의 중요성을 더 잘 이해할 수 있다. '뇌신경'이라는 말을 들어보았을 것이다. 뇌에서 뻗어나와 온몸으로 퍼진 이 신경은 시각 정보를 뇌로 전달하고 각종 감각을 느끼게 하고 운동에도 관여한다. 또한 혈관운동과 내장 운동에도 깊은 영향을 미친다. 이렇게 우리 몸에서 가장 중요한 12개의 뇌신경 중에서 무려 9개가 턱관절 주변을 지나간다. 그러니 턱뼈에 충격이 가해져 특정 뇌신경이 눌리면 다양한 질환이 생길 수밖에 없다. 턱관절 장애가 있거나 안면 비대칭이 있는 사람은 눌린 신경의 종류에 따라 부가적 통증과 부정적 영향에 시달리게 된다.

김안나 씨가 눈에 초점을 맞추지 못해 책을 읽는 데 어려움을 겪은 것도 틀어진 턱관절이 눈을 지배하는 신경에 영향을 주었기 때문이다. 12개의 뇌신경 중 절반 정도가 눈을 지배한다. 턱의 균형이 무너지면 턱 주변 근육이 긴장해 눈을 지배하는 신경에 영향을 주어 눈의 초점이 맞지 않거나 눈의 피로와 충혈, 눈이 뒤로 당겨지는 느낌, 눈부심 등 턱관절 장애의 전형적인 안과 질환을 일으킨다. 눈에 혈액을 공급하는 동맥은 목뼈를 통해 올라가는데 턱관절이 틀어지면서 목뼈에 영향을 미쳐 혈액이 원활하게 공급되지 않아 눈에 이상 증상이 나타나게 된다. 그래서 턱관절을 '얼굴 안의 심장'이라고도 한다.

목뼈와 턱관절의 연관성은 여기에서 그치지 않는다. 턱관절 장애 환자는 턱을 사용할 때마다 경추 1번과 2번의 비틀림을 유발한다. 이 두 개의 목뼈는 위로는 우리 신체에서 가장 중요한 뇌를 보호하는 머리뼈를 떠받치고 있고 아래로는 우리 몸의 균형을 잡아주는 척추 전체의 균형에 영향을 준다. 다시 말해 아래턱의 균형이 무너져 축이 뒤틀리면 몸 전체의 축이 틀어지게 되고 그것이 척추와 골반으로 이어져 자율신경계에까지 영향을 주는 것이다. 일부 의견에 따르면 턱관절이 좋지 않으면 씹을 때마다 뇌에 스트레스를 받게 하는 기계적인 자극이 생긴다. 그러면 자율신경에 영향을 끼치게 된다. 그래서 자율신경에 관한 여러 가지 질환은 턱관절의 균형이 회복되면 좋아지는 경우가 많다.

신경뿐만이 아니다. 각종 혈관, 림프, 신경절 등이 모두 턱뼈의 뒤

편과 연결되어 있다. 그래서 턱이 큰 타격을 받으면 뇌의 기능이 정지될 정도로 심각한 사태가 발생한다. 격투기 선수들이 경기 내내 턱 주위로 가드를 올리기 위해 안간힘을 쓰는 것도 이런 이유 때문이다. 또한 심장에서 뿜어 올린 혈액은 아래턱뼈 뒤쪽으로 연결된 혈관을 타고 두뇌로 보내진다. 만약 압박이나 충격을 받아 혈관이 막히면 뇌가 큰 타격을 입게 된다. 여기서 턱이 왜 중요한지 확실하게 드러난다. 이 사실 하나만으로도 턱관절 치료의 이유와 목적의 상당 부분이 설명된다. 턱은 인체의 중추신경계와 밀접하게 연관되어 있는 것이다.

두 번째 단서는 턱은 구조적으로 예민할 수밖에 없는 관절이라는 것이다. 턱에 대해 대다수가 모르는 진실이 하나 있다. 턱은 24시간 일한다는 점이다. 잘 때는 턱관절이 안 움직인다고? 그럴 리가. 침을 삼키기 위해서는 턱관절이 움직여야 한다. 그러니 눈과 귀가 쉬는 수면 중에도 턱관절은 철야 근무를 할 수밖에 없다. 인간은 턱을 움직여야 먹을 수도, 말할 수도 있다.

마지막 세 번째 단서는 턱관절이 유일하게 좌우의 관절이 동시에 움직이는 양측성 관절이라는 점이다. 왼손과 오른손 손가락은 따로 움직일 수 있지만 왼쪽 턱과 오른쪽 턱을 따로 움직일 수는 없다. 어떤 이유에서든 턱관절 중 한쪽만 마모되면 미세한 불균형이 생긴다.

물론 턱이 틀어져 있다고 해서 모두 턱관절 장애 질환을 앓게 되는 것은 아니다. 하지만 가랑비에 옷 젖는다는 말처럼 언젠가는 증상이 나타나기 마련이라고 생각한다.

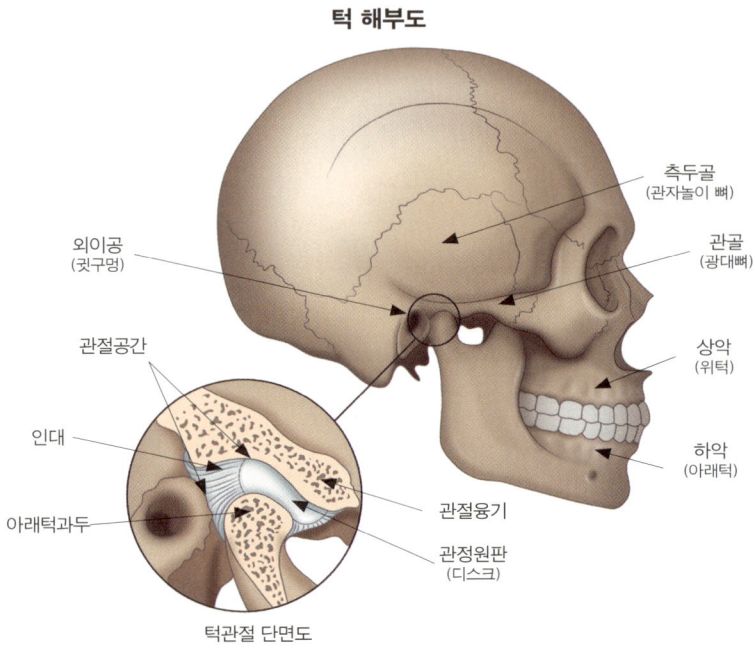

턱관절 쇼크 2

턱관절 장애에 전신치의학을 도입하다

1
왜 만성통증이 치료가 안 되는 걸까

턱관절 문제는 인체의 어디까지 영향을 미치는가. 바로 이 지점에서 턱관절의 중요성에 대한 인식의 차이가 존재하는 것도 사실이다. 턱관절이 턱과 그 주변의 극히 일부에만 영향을 미치는지, 아니면 인체 전반에 영향을 미치는지에 따라 턱관절을 바라보는 우리 인식과 의료현장의 치료 방법이 달라진다. 그런데 여전히 턱관절이 전신에 미치는 영향은 변방의 연구 분야로 남아 있다. 하지만 언젠가는 턱관절을 바라보는 대중의 인식이 바뀌고 위상이 달라질 것으로 나는 확신한다.

지금은 면역력을 관장하는 기관으로 알려진 장腸도 1990년대까지는 면역력과 직접적인 관련성이 잘 알려지지 않았다. 단지 "장이 깨끗하면 머리가 맑아진다."라거나 "장 건강을 지키기 위해서는 숙변을 제거해야 한다."라는 것이 상식으로 통했을 뿐이다. 당시만 해도 '장 건강=면역력'이라는 등식이 성립하지 않았다. 하지만 이후 의학의 발달로 면역세포의 60% 이상이 장에 있다는 사실이 밝혀지면서 장은 우리 건강의 핵심으로 급부상했다.

장의 위상과 역할에 대한 인식은 턱관절의 그것과 비유하기에 매우 적절하다. 이처럼 턱관절 균형과 치아의 맞물림이 인체 전반의 균형과 건강에 지대한 영향을 미친다는 사실이 아직 의학계 정설은 아니다. 하지만 이후 의학이 더욱 발전한다면 턱관절 균형과 치아의 맞물림이 건강의 최우선 요소로 떠오를 것이라고 확신한다.

턱을 통제하면 온몸을 통제할 수 있다

하지만 이런 인식과는 동떨어진 일들이 의료현장에서 벌어지고 있다. 지난 2014년 서울대학교치과병원에서 턱관절 환자 308명을 조사한 결과, 전체의 50%가 불면증을, 67%가 두통을 앓고 있었다. 당시 연구팀은 "턱관절 장애로 인해 뇌의 신경계가 흥분하면서 신호전달 체계에 이상이 생긴" 것을 그 이유로 들었다. 또 턱관절 장애가 유발하는 올바르지 못한 자세나 스트레스가 목과 어깨의 통증을 유발할 수 있다고 분석했다. 이는 기존 의학계에서도 "턱관절이 일부 다른 부위에 영향을 미친다."라는 사실을 인정한다는 것을 의미한다.

턱관절 장애가 전신에 미치는 영향은 다른 여러 통계에서도 발견

된다. 질병관리청에서 실시한 제5기(2010~2012년) 조사에서 1만 7,575명의 자료를 분석한 결과에 따르면 골관절염, 우울증, 편두통 등의 만성질환을 앓고 있는 경우 턱관절 장애 환자 비율이 일반인보다 1.51배 높았다. 특히 이명, 안구건조증, 어지럼증 등의 이비인후과 질환을 앓고 있는 경우에는 1.91배나 높았다.

단국대학교 연구진이 2013년 발표한 논문 「턱관절 장애의 역학적 특성과 일부 전신질환과의 관련성」에 따르면 턱관절 질환이나 통증이 있는 사람이 우울증에 걸릴 위험은 정상인과 비교하면 2.16배나 높다. 턱관절 장애가 신체질환뿐만 아니라 정신질환에 영향을 미쳐 결국에는 삶의 질을 떨어뜨린다는 것을 보여주는 연구 결과다.

이런 조사와 연구 결과가 아니더라도 턱관절이 전신에 영향을 미친다는 것은 지난 25년간 나의 치료 경험으로도 충분히 증명할 수 있다. 지금까지 내가 경험하고 연구한 바에 따르면 턱관절은 그 물리적 영향으로 턱의 통증, 두통, 이명 등에만 관여하는 것이 아니다. 그보다는 훨씬 광범위하게 인체와 관련을 맺으며 인체의 균형에 직접적으로 영향을 미친다.

다시 말해 턱의 균형을 잡으면 전신의 균형을 잡을 수 있으며 자율신경과 관련된 질환을 효과적으로 치료할 수 있다는 이야기다. 나는 7년의 연구 끝에 2010년에 그 치료의 메커니즘을 세계적 학술지에 SCI급 논문을 게재해 과학계와 의학계로부터 정식으로 인정받았다. 나의 턱관절 치료 이론의 결정체는 '근막연결이론'이다.

'근막'이라고 하면 아마도 생소하게 들릴 것이다. 근막fasia이란 쉽게 설명해 근육의 겉면을 싸고 있는 막으로 뼈와 근육을 연결하는 결합조직이라고 정의할 수 있다. 근막은 근육의 외부를 둘러싸서 보호하며 다른 골격 구조와 함께 외형을 유지하는 역할을 한다.

이 근막은 턱관절을 중심으로 온몸으로 퍼져나가는 형태를 띠고 있다. 인체 해부도를 보면 근막이 하나하나 떨어져 각자 반응하는 것처럼 보인다. 하지만 몸 전체의 근막을 하나로 묶으면 그 근막의 조율은 턱에서 출발함을 알 수 있다.

턱의 균형이 틀어지면 근육의 균형이 틀어지고 뼈의 위치도 바뀌게 되어서 몸에 불균형이 생긴다. 특히 턱관절 근육과 혀의 근육은 심부전방선과 연결되어 있는데 이 부위는 턱관절의 영향을 받기 매우 쉬운 부위다. 기둥의 미세한 균열이 결국 건물을 무너뜨리는 원인이 될 수 있듯 턱관절의 사소한 어긋남이 호흡법과 관련 있는 근육의 손상을 가져올 수 있다. 그래서 턱이 본래 있어야 할 위치에서 벗어난 이른바 무턱이나 안면 비대칭인 사람들이 호흡에 큰 문제를 겪는 것이다. 턱관절 한쪽이 튀어나오거나 디스크가 상실되면 심부전방선에 이상이 생기는 것이다. 그에 따라 몸 전체 근육이 조금씩 균형을 잃으면서 동시에 호흡에 장애를 초래한다. 몸속을 가로지르는 근육의 구조에까지 영향을 주어서 목소리도 지배한다는 것이다. 유명한 성악가 중에 무턱이나 안면 비대칭인 사람이 극히 드문 이유가 바로 여기에 있다.

이는 다시 말해 턱을 통제하면 온몸을 통제할 수 있다는 이야기다. 일단 턱의 균형을 잡아주고 이를 통해 온몸의 균형을 되찾아주

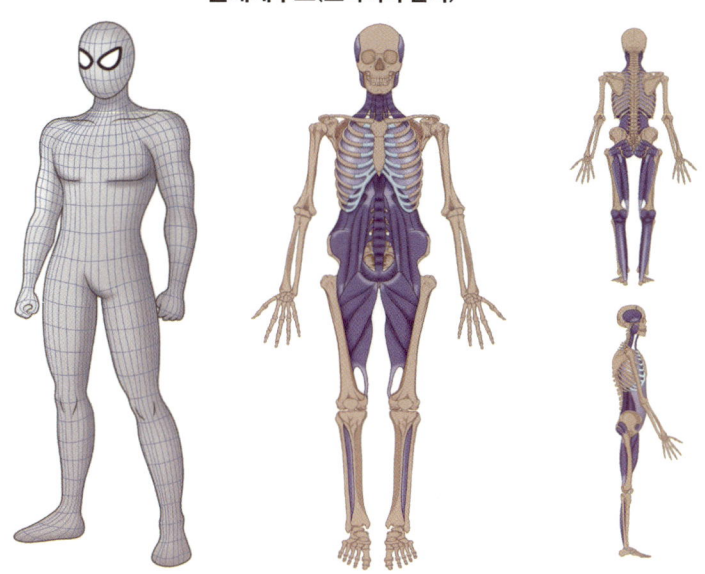

인체해부도(스파이더 근막)

면 우리 몸의 질병은 상당 부분 통제가 가능하다. 우리 몸이 건물이라고 하면 턱은 건물의 균형 추 역할을 한다. 그렇기에 턱관절의 위치가 정확하지 않으면 골격, 척추, 근육 등 인체조직이 그 영향을 받아 각종 질환을 일으키는 것이다.

내 논문이 발표된 이후 많은 대학과 연구기관에서 턱관절과 다른 질병과의 연관성에 관한 후속 논문을 발표하여 턱관절이 전신질환에 영향을 줄 수 있음이 이론적인 검증을 거치고 있다.

물론 아직도 더 많은 연구가 이뤄져야겠지만, 결론적으로 턱관절 장애 환자들은 다양한 증상을 동반하며 만성질환을 앓기 때문에 여러 질환과의 연관성을 고려해 다각적으로 치료에 접근해야 한다. 이것이 내가 최초로 관련 논문을 쓰게 된 배경이며 또한 '전신치의학'의 길을 걷게 된 이유다. 그 이야기를 이 책의 전반에 걸쳐서 차근차근 설명하려고 한다.

다만 지금 여기에서 염두에 둘 것은 턱관절은 단지 턱 주변의 통증에만 관여하지 않는다는 것이다. 우리가 숨 쉬고 밥 먹고 대화하는 과정에서 결정적인 역할을 한다. 더 나아가 인체 전반의 균형을 통제하고 관리하는 '절대적 조율자'의 역할을 한다.

턱관절 장애가 다른 통증의 원인이 된다

왜 많은 환자가 치과가 아니라 이비인후과, 신경과, 정형외과를 먼저 찾게 되는 것일까? 그것은 턱관절의 해부학적 특성에서 기인한다.

턱관절은 두개골에 달린 측두골과 거기에 아래로 매달려 있는 하악골 사이에 있는 관절이다. 측두골은 오목하게 들어가 있고 하악골은 볼록하게 나와 있다. 음식을 씹거나 입을 벌릴 때 측두골에서 하악골이 미끄러져 나오는데 두 뼈 사이에서 섬유 연골인 디스크가 윤활 작용을 한다. 허리디스크가 조금이라도 좁아지거나 제자리에서 탈출하면 신경을 건드려 걷기도 눕기도 어려울 만큼 통증이 심한데 턱관절은 그렇지 않다. 입을 벌릴 때마다 나무 부러지는 소리가 나거나 모래 갈리는 소리가 나는데도 통증이 없는 때도 있다.

통증 대신 환자들이 호소하는 증상은 대개 턱관절 주변의 근육통이다. 턱이 뻐근한 정도이기 때문에 치료의 필요성을 못 느끼다가 상태가 심각해지면 그제야 병원을 찾아온다. 산에 다녀와서 종아리 근육이 뭉쳐서 아프다고 병원에 가지 않는 것처럼 대개는 턱에 생긴 근육통을 대수롭지 않게 여긴다. 턱의 통증이 심각해져 병원을 찾은 대부분의 초진 환자는 증상이 나타난 지 얼마 안 됐다고 말한다. 하지만 엑스레이는 다른 얘기를 한다. 턱관절이 상당히 닳아 오랜 기간 불균형 상태가 지속되고 있었던 경우가 대부분이다.

턱 주변의 근육통이라면 그래도 치과를 찾아올 확률이 높다. 그런데 턱의 불균형이 심해져서 그 자극이 턱관절 뒤에 있는 측두근에 전해지면 귀가 당기거나 두통이 생긴다. 이런 환자들은 이비인후과나 신경과에 가서 각종 검사를 받는다. 턱관절이 경추에 자극을 주면 목이나 어깨가 당기게 된다. 이 경우에는 정형외과에 가서 물리치료를 받는 게 고작이다. 원인은 턱관절의 불균형인데 그로 인해 생긴 2차 증상에만 주목하다 보니 생기는 일들이다.

물론 환자의 잘못이 절대 아니다. 누구라도 아픈 곳을 낫게 해줄 병원을 찾지 않겠는가. 원래 턱이라는 존재 자체가 그럴 뿐이다. 그런데 가만히 생각해보면 24시간 일해야 하는 턱에 조금이라도 무리가 와서 씹을 때마다 아프다거나 심지어 침을 삼키지 못한다고 가정해보자. 허리디스크가 아프듯 턱에 통증이 온다면 어떤 일이 벌어질까? 인간은 음식을 먹을 수도 없고 말을 할 수도 없는 상태가 된다. 하나님은 턱이 일을 못 하는 상황까지는 벌어지지 않게 막아놓으셨다. 생명에 직결되기 때문이다.

아무튼 턱은 참을성이 강한 관절이다. 그래서 오히려 더 조심해야 한다. 평소에 별다른 불평이 없다가 어느 날 갑자기 이별을 통보하는 연인처럼 턱은 한계점을 넘어서면 돌변한다. 그러니 턱이 보내는 신호에 귀를 기울여야 한다.

자, 이제 왜 턱인지에 대한 답은 찾았다. 그리고 무엇을 해야 하는지에 대한 해답도 이미 나왔다. 턱이 등을 돌리고 떠나기 전에 그토록 원하는 걸 들어주면 된다. 턱이 원하는 것은 '균형'이다. 턱의 균형을 찾아주면 우리를 괴롭히는 많은 질병에서 해방되어 사는 날 동안 인간답게 존엄을 지키며 살아갈 수 있다.

2
기존 의학으로 턱관절 장애를 해결하기 어렵다

왜 턱관절 장애는 치료가 쉽지 않았는가

이쯤 되면 아마도 틀어진 턱의 균형을 어떻게 맞추는지가 궁금할 것이다. 턱관절 장애 치료의 목표는 하나다. 턱을 원래 있어야 할 제 위치로 되돌려 놓는 것이다. 그러기 위해서는 치과 교정 치료와 마찬가지로 교합안정위장치라는 것을 상당 기간 입안에 끼고 생활해야 한다. 운동선수들이 착용하는 마우스피스와 모양이 비슷하게 생긴 장치들을 치과에서는 교합안정위장치라고 한다. 치아교정기처럼 24시간 끼고 있는 것이 아니라 환자가 스스로 탈착할 수 있다.

교합안정위장치는 이갈이와 이악물기로부터 치아를 보호하며 턱관절 부위에 가해지는 부하를 최적화시키고 높낮이 차이를 이용하여 턱관절이 제 위치를 찾아가도록 돕는다. 틀어진 쪽의 뼈를 깎아 단번에 길이를 맞추는 양악수술과 달리 자연적으로 좋았던 시절로 턱을 되돌리는 보존적 치료 방법이다. 환자의 상태에 따라 짧게는 6개월에서 길게는 2년 정도 교합안정위장치를 착용한다. 턱관절이 제 위치를 찾아가는 과정에서 교합안정위장치를 2~5개 순차적으로 교체하게 된다.

턱관절 장애 환자는 늘어만 가는데 치료할 의료기관이 부족한 데에는 여러 가지 이유가 있다. 치과의사 입장에서 가장 큰 이유는 턱관절 치료가 쉽지 않다는 것이다. 턱관절 장애 치료는 교과서에 나온 대로만 할 수 있는 영역이 아니기 때문이다. 틀어진 턱을 1밀리미터 내리는 것보다 중요한 것은 그 뒷감당이다. 앞서도 설명했듯이 턱관절 장애 환자들은 병이 상당히 진행되고 나서야 비로소 병원을 찾는다.

대개는 턱관절이 틀어진 상태에 적응해 몸 전체의 균형이 무너진 상태로 온다. 한 달만 한쪽 다리에 깁스했다가 풀어도 바로 예전처럼 걷기가 힘들다. 쓰지 않은 쪽 다리의 근육이 얇아진 데다 다른 쪽은 반대로 더 두꺼워져 두 다리의 균형이 맞지 않기 때문이다. 하물며 몇 년 혹은 그 이상 틀어진 몸을 제자리로 되돌리는 일이 얼마나 힘들겠는가.

턱관절 장애 치료 과정에서 몸의 충격을 최소화하려면 턱이 제자리를 찾아가는 속도에 맞춰 몸이 적응하는 시간을 줘야 한다.

그런데 그 어떤 치과대학 교과서나 의학서적에도 이럴 때 의사가 어떻게 해야 하는지 알려주지 않는다. 목표는 분명한데 내비게이션이 없으니 의사도 환자도 길을 헤맨다. 서울로 가야 하는데 부산으로 길을 잘못 들기도 하고 도저히 길을 못 찾아 중도에 포기하기도 한다.

환자가 포기하지 않고 턱이 제자리를 찾을 수 있게 하는 것이 내 치료의 목표다. 그러기 위해서는 환자의 턱관절 상태는 물론이고 전신 균형과의 연관성을 살펴보면서 교합안정위장치의 높이와 착용 시간 등을 고려해 장기간의 치료 계획을 짜야 한다. 충치 치료처럼 객관적 수치를 가지고 기계적으로 치료할 수 있는 분야가 아니다.

치료 예후를 좋게 하려면 환자에게 맞는 운동도 처방해야 한다. 주의해야 할 음식, 생활 습관, 환경에 대해서도 개입하게 된다. 이를 위해서 환자와 끊임없이 소통해야 한다. 몸의 상태는 물론이고 환자의 일상생활과 개인사를 들어야 하는 경우도 많다. 그래서 턱관절 장애 치료는 의사의 '경험'과 '전문가적 직관'에 의존하는 부분이 다른 치료에 비해 상당히 높다.

치료 과정은 이렇게 힘든데 경제성은 그리 좋지 않다. 치과의사로서는 임플란트 치료에 전념하는 편이 병원 수익에는 훨씬 도움이 된다. 나도 예전에는 임플란트 치료를 아프지 않게 하기로 일대에 소문난 치과의사였다. 턱관절 장애 치료로 방향을 틀지 않았다면 어쩌면 지금보다 더 많은 돈을 벌었을지도 모른다. 그래서 처음 턱관절 장애 치료에 본격적으로 덤벼들었을 때 주변 모든 사람이 말렸다. 한창 임플란트가 뜨던 시절이었다. 치과의사치고 이 금광에 마음이 흔들리지 않은 사람은 없었을 것이다.

유기체적 자연관 통합의학에서 답을 찾다

내 마음은 턱에 단단히 매여 있었다. 무엇보다 일상이 무너지는 고통에 신음하는 환자들을 그냥 내버려둘 수가 없었다. 그래서 산을 뚫고 길을 내는 마음으로 턱관절 장애 치료의 길을 선택했다.

산을 뚫고 길을 내는 과정에서 때때로 한계에 부딪히는 순간들이 찾아왔다. 치과대학 교과서와 기존 현대의학 이론으로는 해결할 수 없는 일들이 내 앞에서 벌어졌다. 똑같이 턱관절이 틀어졌는데 어떤 환자는 머리가 아프다고 하고 어떤 환자는 눈이 부시다고 하고 또 어떤 환자는 허리가 아프다고 한다. 턱이 살짝 틀어졌는데도 심한 전신증상을 동반한 환자가 있는가 하면 크게 틀어졌는데도 증상이 가벼운 환자도 있다. 더욱이 치료가 잘되다가 중간에 다시 증상이 심해지는 등 롤러코스터를 타는 것처럼 상태가 왔다 갔다가 하는 환자도 많다. 넘어야 할 산은 너무 높고 거기에 길을 내는 것은 어찌 그리도 복잡하고 힘이 드는지.

시간이 갈수록 현대의학의 한계가 분명해 보였다. 사람의 몸은 자동차처럼 고장 난 부품만 교체한다고 낫지 않는다. 우리 몸은 뼈, 근육, 장기, 뇌, 혈관 등이 유기적으로 작동하는 미세 기계 시스템이다. 여기에는 육체적 요인은 물론이고 정신적 요인과 환경적 요인까지도 작용한다. 현대의학이 아무리 발달해 로봇이 수술하고 인공지능이 진단하는 시대라지만 한쪽에서는 여전히 근본적인 치료법이 없는 난치성 질환으로 고통받는 환자가 존재한다.

나는 오랜 고민과 연구 끝에 이런 결론을 내렸다.

"질병의 근본적인 원인보다는 증상에만 초점을 맞추는 현대의학에는 분명 한계가 있다. 이제는 몸 전체를 생각하는 관점으로 사람의 질병을 바라봐야 할 때다."

많은 고민으로 잠을 이루지 못하는 내게 손을 내민 것은 바로 전신치의학이었다. 그때까지 내 사고의 중심이자 내 치료의 큰 틀이었던 현대의학의 기계론적 자연관이 아니라 몸 전체를 바라보는 유기체적 자연관을 받아들이게 된 것이다. 그렇지 않았다면 나의 진료실에서 벌어지는 일들을 도저히 설명할 도리가 없었다.

턱을 중심으로 몸을 보는 전신치의학이 필요하다

전신치의학이 무엇인지에 대해 본격적으로 이야기하기에 앞서 문치과에서 치료받은 환자 두 명의 이야기를 먼저 소개한다. 첫 번째 환자는 눈부심과 호흡곤란을 겪고 있던 20대 후반의 여성이다. 치아 교정을 받던 중 갑자기 눈이 빛에 민감하게 반응하기 시작해 안과, 신경외과, 한의원을 전전하다가 결국 나를 찾아왔다.

"안과에서 안구건조증 진단을 받고 인공눈물을 수시로 넣었지만 나아지기는커녕 오히려 증상이 심해져 눈을 뜨는 것조차 힘들었어요. 안과에서는 답이 안 나와 신경외과를 찾았는데 안면근육 장애라는 진단을 받고 보톡스 주사를 3~6개월에 한 번씩 맞았지만 그때뿐이었어요."

그간의 치료 과정을 작심한 듯이 쏟아내는데 말하는 중간중간 호흡이 자주 불안정해졌다. 그녀의 호흡에 분명 문제가 있어 보였다.

"눈 말고 다른 데 증상은 없어요? 지금 보니 호흡이 불안정해 보이는데."

그러자 그녀가 눈을 동그랗게 뜨고 다시 말을 이어갔다.

"어떻게 아셨어요? 좀 지나니까 숨 쉬는 게 불편해졌어요. 숨이 시원하게 쉬어지지 않아서 내과에 가서 엑스레이를 찍어봤지만 별다른 이상은 없다고 하더라고요. 뒷목이 뻐근하게 느껴져서 한의원에서 추나 치료를 시작했어요. 그때 한의사 선생님이 턱에 문제가 있을지도 모른다고 하는 거예요. 그래서 인터넷을 검색해서 이곳을 찾게 됐어요."

치과 교정 치료를 받던 중 그녀의 턱관절이 미세하게 어긋나면서 턱관절을 지나는 신경이 시신경과 호흡기와 경추에 자극을 주어 눈부심, 호흡곤란, 목덜미 통증이 나타났던 것이다. 치과 교정이 직접적인 원인은 아니었을 것이다. 이런 설명을 해주자 그녀의 표정이 한결 밝아졌다.

"지난 1년간 여러 병원을 찾아다녔지만 아무도 제 증상의 원인이 무엇인지 속 시원하게 말해주지 못했어요. 치료 방법이 없다는 이야기를 들었을 땐 정말 눈앞이 캄캄하더라고요. 선생님, 턱관절 치료를 잘 받으면 나을 수 있겠죠?"

그렇게 치료가 시작됐다. 첫 번째 교합안정위장치를 한 후 얼마

지나지 않아 빛에 민감하게 반응하던 증상이 좋아졌다. 몇 달 후 두 번째 교합안정위장치로 변경한 후 숨 쉬는 것이 한결 편안해졌다. 교합안정위장치와 함께 혀 운동, 몸통 돌리기 등 턱관절에 좋은 운동을 병행하도록 했다. 조금씩 환자의 증상이 나아지자 마지막으로 남아 있던 목덜미 통증도 호전되기 시작했다.

두 번째 환자는 목과 어깨 통증과 손 마비 증상을 겪고 있던 40대 초반의 여성이다. 평소 손목과 팔꿈치 통증으로 고생하던 이 환자는 정형외과에서 손목터널증후군이라는 진단을 받은 후 꾸준히 물리치료를 받았지만 통증이 재발했다. 그러던 어느 날 밤 오른쪽 손이 완전히 마비되는 경험을 한 후 나를 찾아왔다.

"일시적인 증상일 줄 알았는데 이후로 그런 날들이 계속 이어졌어요. 피를 내면 괜찮을까 해서 바늘로 찔러볼까도 생각했지만 겁나서 찌르지도 못하겠더라고요."

그녀의 상태를 알아보기 위해선 간단한 검사가 필요했다. 그런데 진료 의자에 앉은 그녀의 표정이 심상치가 않았다.

"어디 불편하세요? 불편한 곳 있으면 말하셔야 해요."

"선생님, 목과 어깨와 등이 쪼개질 듯 아파요."

의자에 기대어 앉는 것만으로도 통증이 느껴질 만큼 그녀의 상태는 좋지 않았다. 어찌어찌 달래가며 검사한 결과 역시나 턱관절이 틀어져 있었다. 교합안정위장치를 맞추고 본격적인 치료에 들어갔다. 교합안정위장치와 함께 치료 효과와 속도를 높여줄 몸통 돌리기와 숨쉬기 운동을 병행하도록 했다.

마침내 마비 증상이 사라지자 그녀는 한결 밝아진 얼굴로 어느 날 내게 이렇게 말했다.

"사실 첫 진료일에 저 의자가 무슨 고문 의자 같았어요. 제 뒤에서 계신 원장님이 원망스럽기까지 했어요. 그런데 지금은 저 의자에 앉으면 저도 모르게 잠이 들어요. 하하하."

두 여성 환자에게는 몇 가지 공통점이 있다. 턱에 외부 충격이나 압력을 받은 경험이 있고 몸에 병증이 생겨 여러 병원을 찾아다녔지만 호전되지 않았다. 우연히 턱관절의 문제임을 알게 되어 턱관절 치료를 꾸준히 받았고 운동을 병행하면서 종합적 관리를 통해 좋아졌다.

결론적으로 턱관절의 균형과 중심이 틀어지면 단순히 턱에만 증상이 나타나는 게 아니라 우리 몸 전체에 증상이 나타난다. 치료할 때도 턱의 균형(교합안정위장치)과 몸의 균형(운동)을 같이 맞추어야 병증이 해결될 수 있다.

현대의학의 관점에서 본다면 전혀 인과율을 찾을 수 없는 치료법이다. 지금의 의학 체계는 개별 부위의 환부를 치료하는 방식이기에 몸 전체를 바라보는 시각은 여전히 미흡하다. 이 모든 걸 설명하기 위해서는 우리 몸 전체를 하나의 유기체로 바라보는 시각이 필요하다. 그리고 그 중심에는 '턱'이 있다. 턱을 중심으로 우리 몸을 바라보고 치료하는 전신치의학 관점이 바로 그것이다.

"턱은 중요하다. 그러나 턱만 바라봐선 안 된다. 턱과 함께 우리 몸 전체를 바라봐야 한다."

이것이 바로 나의 일관된 주장이자 전신치의학이라는 길을 걸어온 이유다.

3
전신치의학이 턱관절 장애의 새로운 대안이다

통합의학적 지식이 점점 더 중요해진다

통합의학이라고 하면 우선 부정적 이미지를 떠올리는 사람도 있을 것이다. 불과 20~30년 전만 해도 대체의학, 보완의학, 민간요법, 자연요법이라는 말이 무분별하게 혼재되어 사용되면서 '사이비 의학'이라고 오해받기도 했다. 하지만 그간 의료계는 꾸준한 연구와 임상실험을 통해 '통합의학'이라는 이름으로 과학적 체계를 잡아나가고 있다.

우선 통합의학을 간단히 정의하면 '기존 서양의학에서 다루지 않았던 다양한 의학적 관점과 치료 방법을 종합적으로 고려하고 적용하는 치료법'이다. 예를 들어 서양 의학자가 한의학적 치료법이나 인도 전통 의학인 아유르베다 치료법을 치료에 보조적 수단으로 사용하는 식이다. 이외에도 기존 서양의학에 포괄되지 않는 동종요법, 영양요법, 생약 요법 등 다양한 치료가 실제 의료현장에서 활용되고 있다.

통합의학은 현대의학의 단점을 보완한다. 기존 서양의학에서는 인체를 기계적이며 개별화된 존재로 파악하지만 통합의학에서는 인체를 각 부위가 연결된 유기체로 본다. 그래서 치료할 때 국소 부위가 아니라 근본적인 치료를 꾀하게 된다. 가장 간단하게 암을 예로 들어보자. 기존 서양의학에서 암은 약물 치료, 방사선 치료, 수술이라는 세 가지 방법으로 치료한다. 암세포를 집중적으로 공략해서 제거하면 완치에 이를 수 있다는 생각이다.

반면 통합의학에서는 서양의학의 기본적인 관점을 받아들이면서도 암을 치료하기 위해 더 중요한 것은 정신적 스트레스를 없애고 충분한 영양을 섭취하며 인체의 면역력을 높이는 것이라고 본다. 인위적으로 암세포를 제거하는 것이 아니라 인간이 가진 본원적 능력에 집중한다. 그래서 많은 암 환자가 수술이나 항암치료와 함께 침이나 뜸 같은 치료를 받는다.

중국이나 우리나라에서나 볼 수 있는 치료법이라고 오해할 수 있지만 실상은 전혀 그렇지 않다. 미국과 유럽에서는 이미 20여 년 전부터 통합의학을 새로운 의학적 진보로 받아들이고 환자들 역시 통합의학의 치료법을 잘 수용하고 있다. 1998년 세계보건기구WHO가 발표한 공식 보고서에 따르면 프랑스 국민의 약 75%가 통합의학을 경험했으며 독일에서는 통증 클리닉의 77%에서 한의학의 침술을 치료에 이용하고 영국, 미국, 호주 국민의 50% 이상이 통합의학으로 치료받고 있다. 놀라운 수치 아닌가. 또 미국 국립보건원은 미국에서 통합의학에 사용되는 비용이 40조 원에 이르며 이 수치가 매년 15~20% 성장할 것으로 예상했다. 더 나아가 국립보건원 산하의 국립보완대체요법센터NCCAM에서는 매년 수천억 원을 들여 통합의학에 관해 연구하고 새로운 치료법을 기존 서양의학에 접목하는 작업을 진행하고 있다.

미국과 유럽에서는 의대생들도 통합의학의 중요성에 공감하고 있다. 2007년 미국에서 발간한「보완통합의학회지」에 따르면 의대생들의 90%가 "통합의학이 전통 의학에 도움이 될 수 있다."라고 대답했으며 그중 85%는 "미래에 의사가 되기 위해서는 통합의학적 지식이 중요하다."라고 답했다. 심지어 독일에서는 정부 차원에서 통합의학의 다양한 치료법을 등록하고 시술할 수 있도록 지원하고 있다.

국내에서도 현재 대부분의 의과대학에서 통합의학 과목이 개설되었으며 의대생의 80% 이상이 이와 관련한 공부를 하고 있다. 국내에서 SCI급 논문이 계속해서 늘어나고 있다는 점도 주목할 만하다. 이것은 통합의학이 비주류에서 주류로 발돋움하고 있다는 것을 보여준다.

더욱 놀라운 것은 서양의학을 전공한 의사와 교수들이 통합의학의 필요성에 대해 간절하게 호소하고 있다는 점이다. 다음은 지난 2020년 4월 고려대학교 안암병원 이혜원 교수가 한 언론과 인터

뷰한 이야기다.

"현대의학에서 대한민국은 가히 세계 최고의 수준을 자랑하고 있습니다. 의사 개개인의 기술은 물론이고 SCI급 논문은 이 시간에도 끊임없이 소개되고 있습니다. 하지만 흐름을 읽는 눈이 없다면 최고의 자리를 오래 유지하기 힘들 것입니다. 또한 통합의학이라는 시대적 요구를 외면한다면 결국 절름발이 의학으로밖에 남지 않을 것입니다."

대한민국 국민이라면 세계 최고 수준의 의료혜택을 받고 있다는 것에 무척 고마운 일이다. 이혜원 교수가 지적했듯 통합의학을 결합하면 그 수준이 한 단계 더 올라갈 수 있다.

선구자들이 새로운 패러다임을 개척하고 있다

턱관절 장애 치료에 뛰어들고 나서 기계론적 자연관을 버리고 몸 전체를 하나의 유기체로 받아들이자 새로운 치료의 패러다임이 구축되기 시작했다. 이런 내 생각을 뒷받침해준 것은 앞서서 새로운 길을 개척했던 선배 탐험가들이다.

그 대표적인 인물이 이탈리아 키에티대학교의 미켈레 다틸리오 Michele D'Attilio 박사다. 다틸리오 박사 연구팀은 고의로 쥐의 턱의 교합을 방해하면 몸 전체 자세가 무너진다는 것을 엑스레이 결과로 확인한 연구를 발표했다. 이후 실험 대상 쥐들에게서 교합 방해 장치를 제거하자 척추가 정상으로 돌아오는 것을 밝혀냈다. 턱관절이 몸 전체의 균형을 좌우하는 존재란 걸 확인하는 순간이다.

호주의 치과의사 조지프 다 크루즈Joseph Da Cruz는 턱 위치가 호흡 방해, 턱관절 통증, 두통, 만성적 허리통증의 패턴과 연관이 있다는 걸 밝혀내고 바로잡을 수 있는 장치를 직접 고안했다. 이것이 바로 현재 교합안정위장치라 불리는 스플린트 교정 근기능 기구 SOMA, Spilnt Orthodontic Myofunctional Appliance다. 조지프 박사가 근무하는 병원에는 턱관절 치료를 받기 위해 미국과 유럽 곳곳에서 환자가 찾아온다고 한다. 우리 병원도 지방에서 치료받기 위해 주말마다 내원하는 환자가 적지 않다.

30년 넘게 치과의사로 활약해온 뉴욕의 치과의사 프레드릭 밀튼 Frederick Milton은 만성통증을 없애주는 치과의사로 유명하다. 그는 수많은 임상 경험을 바탕으로 하나의 결론에 이르렀다.

"무언가를 씹고 삼킬 때마다 치아가 구강 내 여러 곳을 건드리게 된다. 이때 우리 몸은 치아로부터 신경근적 해석을 얻게 된다. 만약 턱관절 이상으로 이 해석이 잘못 전달되면 신체 곳곳에 잘못된 정보를 주고받아 신체 균형이 교란된다."

외국의 사례들은 이뿐만이 아니다. 이미 1977년에 치과의사 알 폰더Al Fonder는 생리불순에 시달리는 여성의 97%가 턱관절 이상 증세로 고통받고 있다는 상관관계를 포착해 학계에 발표했다. 그리고 2001년에는 아래 치아의 올바른 맞물림, 즉 턱의 바른 교합이 노화에 따른 인지 기능의 저하를 막는다는 연구 결과를 발표했다.

치매 또한 턱관절과 관련이 있을 수 있다는 획기적인 연구 결과다.

영국의 치과의사 데이비드 히페론**David Hefferon**은 전신치의학의 대표주자라 불릴 만큼 다양한 대체의학을 접목하고 있다. 그는 다른 치과에서 치료를 거부당한 환자를 치료하고 있다. 대부분은 턱관절 장애 환자다. 그의 환자 중 가장 인상적인 사례는 한 축구선수의 이야기다. 치과 정기 검진을 받으러 온 축구선수의 턱과 전신 상태를 살피던 중 대퇴부 근육에 문제가 있음이 밝혀졌다. 이 선수는 경기 중에 햄스트링 근육에 부상을 입고 정골整骨 요법사에게 치료를 받았지만 통증이 잘 낫지 않아 고생하고 있었다. 히페론 박사는 환자의 턱과 치아를 손보았는데 이후 환자의 햄스트링 근육이 땅기는 증세가 사라진 것을 보고 놀라움을 감추지 못했다. 이 선수는 원래 턱관절이 틀어진 상태였다. 이것이 오랫동안 척추를 휘게 만들고 골반을 앞으로 밀어내 다리를 잡아당기면서 결국 만성적인 햄스트링 문제가 야기된 것이다. 그런데 턱관절 치료를 받고 햄스트링 통증으로부터 완전히 해방됐다.

턱관절이 신체에 미치는 영향을 단적으로 보여준 사례이다. 우리가 주목해야 하는 것은 히페론 박사의 치료 방법이다. 그는 턱관절에만 국한된 치료를 하는 것이 아니라 컬러 테라피, 기공, 무술, 호흡법 등 다양한 방식의 대체의학을 접목해 치료 효과를 높였다.

이들의 연구를 보면서 난 안도감을 느꼈다. 내가 가는 길이 옳았다는 확신에서 오는 안도감이다. 현대의학이 해결하지 못하는 질병 치료의 문을 열고 들어갈 마스터키는 바로 전신치의학이었다.

4
증상, 체형, 체질, 환경, 습관별 치료가 필요하다

몸을 획일적으로 해석하는 건 무의미하다

    문치과식 전신치의학의 길을 새로 닦으며 턱관절 장애 치료의 해독 코드를 하나씩 하나씩 풀다 보니 어느덧 25년의 세월이 흘렀다. 수천 명의 환자가 불안과 기대가 교차하는 얼굴로 3층 진료실을 찾아와서 환하게 웃는 얼굴로 마지막 진료를 마치고 병원을 떠났다. 모든 검사와 치료 과정을 인내심 있게 따라오고 추천하는 운동을 열심히 한 덕에 예후가 좋아 절로 미소가 지어지는 환자도 있지만 치료 과정에서 유난히 고생해서 마음이 쓰이는 환자도 있다.
    이 세상에 똑같은 사람은 단 한 명도 없다. 심지어 쌍둥이도 다르다. 환자의 체형과 체질이 다르고 생활환경과 습관이 다르고 같은 병의 증상마저도 다 제각각이다. 이들을 치료하면서 나는 지난 사반세기 동안 수천 건의 치료 데이터를 쌓을 수 있었다.

그러다 보니 말로는 설명하기 어려운 의사로서의 감이 생겼다. 뭐 눈에는 뭐만 보인다더니 누군가와 처음 만나면 먼저 상대의 턱 상태를 살피게 된다. 굳이 엑스레이를 찍어서 확인하지 않아도 얼굴 균형의 형태(전후좌우·상하 균형), 턱선, 콧날의 기울기, 앉은 자세, 어깨높이 등을 보면 단번에 상대의 턱 상태에 대한 답이 나온다. 2초도 채 걸리지 않는다. 반 관상쟁이가 다 된 것 같아 헛웃음이 나올 때가 있다.

빅데이터 시대에 분석과 논리보다 더 필요한 것이 첫 2초의 빠르고 정확한 직관이라고 했던 말콤 글래드웰의 주장에 고개가 절로 끄덕여진다. 그는 자신의 베스트셀러 『블링크』에서 무의식에서 일어나는 순간적인 첫 2초의 판단이 수개월의 면밀한 분석보다 더 정확할 수 있다고 주장했다. 우리가 흔히 '감' 또는 '전문가적 직관'이라 부르는 것이다. 그는 '직관은 축적된 경험과 지식을 토대로 뇌가 보내는 신호'라고 했다. 중대하고 복잡한 문제일수록 전문가들은 이론적 분석보다 본능적 감각을 따른다는 것이 그의 주장이다.

나 또한 수많은 환자를 치료하다 보니 이제는 턱관절 장애 치료에는 도가 터서 본능적 감각에 따라 치료하는 경우가 많다. 그런데도 가끔 벽에 부딪힐 때가 있다. 상태가 좋아졌다가 어느 날 갑자기 다시 통증이 생겼다며 얼굴이 새파랗게 질려서 병원을 찾아오는 환자가 있었다. 한 번 호되게 아팠던 경험이 있는 환자로서는 다시 같은 상황이 반복되지 않을까 두려운 것이 당연하다. 롤러코스터를 타듯 치료 예후가 좋았다 나빴다를 계속 반복하는 경우 데이터로는 도저히 설명이 안 될 때가 많다.

왜 그럴까? 무엇이 치료를 방해하는 걸까? 이런 문제에 봉착해 오랫동안 고민하다가 의외인 곳에서 해결의 실마리를 찾을 수 있었다. 해답은 가까운 곳에 있었다. 전신치의학의 길을 선택했던 초심으로 돌아가 생각해보았다.

'그래. 내가 턱과 몸에만 집중해서 문제를 찾을 수 없었던 거야!'

그때부터 환자를 괴롭히는 다른 문제점들이 하나씩 하나씩 보이기 시작했다. 나는 수천 명의 턱관절 장애 환자의 환경, 생활 습관, 일상에 관한 이야기를 들으면서 우리 몸을 획일적으로 해석하는 게 얼마나 무의미한가를 확인했다. 우리가 살아가는 환경, 착용하는 옷과 신발과 액세서리, 화장품, 음식과 영양제, 그리고 우리에게 날아오는 수많은 전자파와 정신적 스트레스가 턱과 몸을 공격해 턱관절 장애 치료에 관여하고 있다는 것을 경험적으로 알게 됐다. 치료에 방해되는 요인들을 제거했을 때 놀랍게도 환자들의 상태는 좋아졌다. 이것은 오랜 경험의 산물이다. 턱관절과 근육 간의 관계만으로는 설명할 수 없었던, 우리 주변에서 병을 만들고 치료하는 요소들을 발견한 것이다. '아니 땐 굴뚝에 연기 나랴.' 지금은 가장 좋아하는 말이다.

생체적합성은 개인마다 다르다

잘 믿기지 않겠지만 진료실에서 수많은 환자가 자신도 몰랐던 자신만의 생체적합성을 발견하며 놀라움을 감추지 못했다. 그 가운데 한 환자의 이야기를 소개한다. K병원에서 턱관절 치료를 받았지만 호전되지 않아 나를 찾아왔던 30대 여성 김지은 씨는 비대칭으로 인한 턱관절 부위 통증이라는 증상을 겪고 있었다. 안경만 끼면 귀가 끌려가는 듯한 느낌이 들고 청바지를 입으면 골반이 틀어지는 것 같다고 했다. 이러한 증상을 호소하니 K병원은 턱관절 치료와 더불어 신경정신과와 협진을 해보자고 제안했다. 그래서 진료 후에 신경안정제를 추가적으로 복용하였지만 귀가 끌려가는 현상과 골반이 틀어지는 증상이 더 심해졌다. 이러한 증상이 계속되자 그녀는 우리 병원에 찾아왔다.

"어느 병원에 가도 이런 증상을 이야기하면 신경정신과 쪽으로 이관하려 해요. 자꾸 신경안정제랑 근육 이완제만 먹어요. 고칠 수 있나요?"

나는 우선 몸과 턱의 비대칭을 치료하고 안경과 청바지의 길이와 소재 등을 체크해서 문제를 해결하는 방법을 제안했다. 이러한 방식으로 턱관절 균형 치료를 진행하였고 그녀 또한 적극적으로 임해주었다.

"장치에도 이상이 없고 턱관절 상태도 처음보다 나아졌어요. 턱관절과 연결되는 근육에 안경을 착용하게 되는데 안경의 소재 등에 의해 근육의 비정상적 신호가 생길 수 있어요. 이런 것들을 고려하여 안경을 바꿔볼게요."

"새로 맞춘 안경을 쓰고 3~4일 정도 지나니 턱이 돌아가는 느낌도 덜하고 귀가 끌려가는 느낌도 적어졌어요. 어떤 게 맞을지 청바지도 골라주세요."

모든 환자가 김지은 씨처럼 예민한 건 아니다. 장치를 착용하고 종합적 관리만 해주어도 별 탈 없이 호전되는 환자가 대부분이지만 어떤 환자들은 일상의 사소한 변화에도 몸이 예민하게 반응한다. 김지은 씨는 턱관절 장애로 몸 전체의 균형이 무너진 상태로 생활에서 자신과 맞지 않는 물질과 접하면서 신체의 에너지 흐름이 막히고 근육의 균형이 더욱 무너진 경우다.

그래서 스트레스, 음식, 옷과 같은 소소한 곳에서도 뒤틀린 몸이 크게 반응하는 복합적인 신경통 증상을 보인 것이다. 다행히 김지은 씨는 누구보다 나의 치료 방식을 믿고 잘 따라와주었고 몸이 씻은 듯이 회복되어 일상에서 미소를 되찾았다.

5
오각형의 방패를
아날로그 데이터로 구축하다

초개인화 알고리즘으로 질병을 표적 치료한다

 김지은 씨의 사례를 읽고도 아마 믿기지 않을 것이다. 환자가 예민했던 거라고 생각할 수도 있다. 물론 그것은 사실이다. 어떤 환자는 자신에게 맞지 않는 음식 때문에 증세가 잘 호전되지 않고 어떤 환자는 전자파에 민감하게 반응하기도 한다.
 그런데 조금만 더 생각해보자. 어떤 사람이든 자신이 예민하게 반응하는 물질이나 환경이 있다. 어떤 사람은 우유를 한 모금만 마셔도 바로 설사를 하는데 어떤 사람은 한 컵을 다 마셔도 아무렇지 않다. 순금이 아닌 액세서리를 하면 바로 피부가 반응을 일으키는 사람이 있는가 하면 어떤 소재의 귀걸이를 해도 아무렇지도 않은 사람이 있다. 어떤 사람은 미세먼지 수치가 조금만 높아도 눈이 아프고 기침이 나지만 어떤 사람은 멀쩡하다. 땅콩에 알레르기가 있는 사람이 있고 복숭아에 두드러기가 나는 사람이 있다. 그래서 일찌감치 한의학을 비롯한 동양의학에서는 사람을 체질별로 나눠 치료하고 음식도 체질에 따라 가려 먹을 것을 권장한다.

우리 몸은 공장에서 찍어 나온 공산품이 아니다. 우리는 모두 조물주가 하나씩 공들여 깎아 만든 100% 핸드메이드다. 똑같은 인간이 없듯 똑같은 병도 없다. 똑같은 증상인 것 같아도 의료현장에서 바라본 사람의 몸과 병은 모두 제각각이다. 어떤 '범주'를 정해놓고 증상별로 분류할 수 있을지라도 이 모든 것이 일목요연하게 맞아떨어지는 경우는 드물다. 턱, 얼굴, 몸의 교합을 맞추는 것은 치과의사의 '경험'과 회복하고자 하는 환자의 '인내'가 필요한 이인삼각 경기다. 이것은 턱관절이 우리 몸에서 가장 복잡한 운동을 하는 관절이어서도 그렇고 몸 전체를 조율하면서 치료해야 하기 때문이다.

요즘 디지털 헬스케어가 미래를 이끌 유망산업으로 부상하고 있다. 빅데이터와 인공지능 등의 최첨단 기술을 적용한 종합 의료서비스 분야이다. 그 핵심은 '개인맞춤형' 건강관리 서비스다. 스마트폰이나 몸에 착용할 수 있는 웨어러블 기기 등으로 확보한 생활 습관, 생체정보, 유전체 정보 등의 분석을 토대로 개인이 건강을 관리할 수 있도록 돕는다. 결국 의료 분야의 초개인화 서비스다. 이 서비스를 이용하면 질병의 표적 치료도 가능하다.

디지털 헬스케어가 각종 디지털 기술의 알고리즘을 활용해 개인맞춤형 건강관리 서비스를 제공한다면 문치과의 솔루션은 디지털 기술 대신 아날로그 알고리즘을 활용한다. 인공지능의 복잡한 신경망 대신 수많은 차트와 경험이 녹아 있는 문치과식 알고리즘이 구축되어 있고 오늘도 데이터는 계속 쌓이고 있다.

'첫 2초의 직관'을 중요하게 여긴 말콤 글래드웰의 더 유명한 통찰이 있다. 1만 시간의 법칙이다. 누구든 하루에 3시간씩 10년간 한 분야를 훈련하면 해당 분야의 전문가가 될 수 있다고 한다. 지난 25년간 하루에 6시간씩 턱관절 장애 환자를 진료했다고 치면 대략 5만 시간이 된다.

5만 시간에 걸쳐 산을 뚫고 길을 내서 완성한 문치과식 턱관절 장애 치료의 핵심 원리가 바로 '펜타곤 5법칙'이다. 건강을 위해 우리가 알아야 할 5개의 꼭짓점이 있다. 턱의 구조적 균형, 환경, 음식, 스트레스, 운동이다. 이 다섯 가지를 제대로 알면 우리 스스로 건강을 관리할 수 있고 설사 병에 걸렸다 하더라도 수월하게 극복할 수 있다. 이제 나는 환자들이 병과 맞서 싸울 수 있도록 그들의 손에 오각형의 방패를 쥐여 주고자 한다. 건강을 지키는 방패, 그것은 바로 '펜타곤 5법칙'이다.

5개의 꼭짓점의 균형이 맞아야 우리 몸이 건강해진다

오각형의 독특한 모양 때문에 미국 국방부 청사라는 이름보다는 별칭으로 더 유명한 펜타곤은 세계 최강의 군사력을 상징하는 핵심 군사 건축물이자 세계 최대 규모의 사무용 건물이다. 지하 2층부터 5층까지 층마다 5개의 링 복도가 있고 131개의 층계, 19개의 에스컬레이터, 13개의 엘리베이터와 7,754개의 창문이 있다. 4만 1,492개의 콘크리트 말뚝 위에 지어진 이 건물은 특이하게도 보통의 건물과는 달리 오각형으로 되어 있다.

나는 지난 사반세기 동안 수많은 경험과 연구를 거쳐 완성된 문치과식 치료법을 명명할 때 이 국방부 건물을 떠올렸다. 인간의 신체는 수많은 정보와 에너지가 흐르는 강이며 몸의 각 부분은 서로 긴밀하게 커뮤니케이션한다. 신체가 나누는 모든 커뮤니케이션은 뇌를 통해 이루어진다. 뇌와 신경계에 의해 조절되는 중앙시스템은 순환, 호르몬 방출, 소화, 배설 등 몸의 주요 생리적 기능을 컨트롤하는데 신체 내부의 신호뿐만 아니라 외부에서 들어오는 정보까지 그 대상이 된다. 이렇듯 뇌는 수많은 메시지를 해석하고 조직화해 특정 신체 부위에 가장 효과적인 변화를 일으키기 위한 신호를 몸으로 다시 보내는 아주 중요한 기관이다. 중앙 연계적이면서도 때로는 개별단위에서 독자적인 활동을 할 수 있는 미 국방부 청사의 시스템과 우리 몸의 상황은 상당히 비슷하다.

거창하게 말했지만 사실 펜타곤 5법칙은 궁극적으로 환자가 가장 고통 없이 빠르게 몸의 균형을 회복하려고 내가 찾은 방법이다. 턱관절의 구조적 균형, 환경, 음식, 스트레스, 운동이라는 5개의 꼭짓점이 서로 균형을 맞춰 가장 이상적인 오각형을 유지할 수 있도록 돕는 것이 턱관절 환자를 치료하는 의사로서 나의 소명이다.

턱관절 장애를 치료하기 위해서는 의사뿐만 아니라 환자의 의지도 중요하다. 치료에 보통 1년 이상이 걸리는 데다 조심해야 할 것도 많고 해야 할 운동도 만만치 않다. 하지만 펜타곤 5법칙을 잘 지키고 따라온다면 단언컨대 지금 고통 속에서 질병과 싸우고 있는 당신은 반드시 건강을 되찾아 만족스러운 삶을 살아갈 수 있다.

여기까지 읽고 조금이라도 희망을 얻었다면 좋은 신호다. 지금까지 개략적으로 설명한 펜타곤 5법칙의 내용을 이제 더 자세하게 풀어서 설명할 것이다. 그러니 부디 끈기를 갖고 끝까지 완주해 건강수명을 늘릴 수 있는 소중한 해답을 얻기를 바란다.

SHOCK 3

턱관절 쇼크 3

턱관절 건강 해독코드
펜타곤 5법칙을 실천하자

똑같은 인간이 없듯 똑같은 병도 없다. 똑같은 증상인 것 같아도 의료현장에서 바라본 사람의 몸과 병은 모두 제각각이다. 균형, 환경, 음식, 스트레스, 운동. 이 5개의 꼭짓점이 서로 균형을 맞춰 가장 이상적인 오각형을 유지할 수 있도록 돕는 것이 턱관절 장애 치료의 목표다.

1
펜타곤 제1법칙은 균형이다

턱이 원하는 단 한 가지는 균형이다

건강하고 균형 잡힌 삶을 살기 위해서는 우리 몸의 심부전방선 조율자인 턱관절이 건강해야 한다는 사실은 이미 앞에서 여러 차례 이야기했다. 턱관절이 단지 턱 주변의 통증에만 관여하는 것이 아니라 인체 전반의 균형을 통제하고 관리하는 조율자 역할을 하고 있기 때문이다. 그렇기에 턱관절이 제 위치에서 벗어나 있으면 골격, 척추, 근육 등 인체조직이 그 영향을 받아 각종 질환을 일으키는 것이다. 다시 말해 턱을 통제하면 온몸을 통제할 수도 있다는 이야기다. 그런 의미에서 턱관절의 구조적 균형은 펜타곤 5법칙 가운데 가장 중요한 꼭짓점이자 가장 먼저 풀어야 할 과제다.

턱이 원하는 것은 단 한 가지로 '균형'이다. 한쪽 다리가 기울어진 책상에서 일한다고 생각해보자. 책이나 필기구가 떨어지지 않도록 잡고서 일하기가 얼마나 힘겹고 피곤하겠는가. 오른쪽으로 기울어 있다면 균형을 잡기 위해 왼쪽 팔과 팔꿈치에 힘을 주게 된다. 턱도 마찬가지다. 기울어진 상태를 방치하면 한쪽으로 하중이 계속 쏠리면서 관절이 마모되고 양쪽 턱관절의 위치는 시간이 지나면서 점점 더 많이 틀어지게 된다.

턱관절 장애 치료는 틀어진 턱의 균형을 맞춰 원래 자리로 되돌리는 것이 최종 목표다. 물론 이 과정이 쉬운 것은 아니다. 틀어진 턱에 적응해 틀어진 몸을 원래대로 되돌려야 하기 때문이다. 그래서 짧게는 6개월에서 길게는 몇 년이 걸릴 수도 있다. 집으로 치면 인테리어를 하는 수준이 아니라 리모델링을 하는 과정이므로 인내와 끈기가 필요하다. 만약 포기하지 않고 턱을 원래 자리로 되돌리면 우리 몸은 놀라운 보상을 준다. 우리를 괴롭히던 많은 질병과 통증에서 해방되고 에너지와 활기를 얻는다. 턱이 구조적 균형을 되찾으면 우리 몸의 근육이 균형을 찾는다. 태풍에 쉽게 무너지는 흙집에서 외부 자극에도 끄떡없는 콘크리트 집으로 완전히 새로 지어지게 된다.

턱관절 장애를 절대 만만하게 봐서는 안 된다. 잘 기억해야 한다. 불균형한 턱은 절대 스스로 좋아지지 않는다. 턱, 얼굴, 몸의 균형을 맞추는 것은 치료하는 의사의 '경험'과 환자의 '인내'가 필요한 작업이다. 물론 고생스럽고 많은 시간과 노력이 필요하다. 하지만 인내의 강을 건너고 나면 반드시 보상이 주어진다. 평생을 괴롭혔던 통증에서 해방될 수 있다.

"제가 그동안 꾀병을 부린 게 아니었네요."

30대 여성 환자가 첫 진료일에 설문지를 작성하다가 혼잣말인 듯 중얼거렸다. 턱에서 시작된 통증이 손목과 팔꿈치 통증으로 이어졌고 출산 후에 대퇴골로 통증이 번져 나를 찾아온 환자였다.

문치과를 방문한 환자는 대개 첫 진료일에 엑스레이 등의 검사와 함께 설문지를 작성한다. 처음엔 '뭘 이런 것까지 시키나?' 하는 표정으로 고개를 갸우뚱하면서 체크를 해나가던 여성 환자의 표정이 점점 진지하게 바뀌었다.

"어쩌면 제 증상이 여기에 다 있네요. 이렇게 당연한 증상인데 그동안 꾀병 취급을 받아온 느낌이었거든요."

복합적 증상을 보이는 환자일수록 이 여성 환자와 비슷한 반응을 보인다. 분명히 문제는 턱관절 장애인데도 정형외과나 신경외과 등을 순회하고서도 특별한 병명을 듣지 못한 채 마지막에 몰려서야 문치과를 찾아온다.

"체크한 내용을 보니 전형적인 턱관절 장애 증상이에요. 이 정도면 그동안 아주 아팠겠어요."

내 말에 환자는 깊은 한숨을 내쉬었다.

"저는 제 병을 못 고칠지도 모른다고 생각했어요. 가족과 지인들도 그 정도는 누구나 다 아프다며 대수롭지 않게 생각하더라고요. 그런데 누군가 이런 증상들이 왜 발생하고 있는지 알고 있다니 놀랍고 정말 안심돼요. 선생님, 저 나을 수 있겠죠?"

아니 땐 굴뚝에 연기 나지 않는다. 모든 통증에는 이유가 있다. 통증은 몸이 어딘가 불편하다고 우리에게 보내는 신호이자 빨리 병원에 가보라는 독촉이다. 통증이 없다고 생각해보자. 몸 어딘가가 고장이 나도 알 도리가 없다. 아픈 몸을 방치한 채 그대로 치료하지 못하고 죽음에 이를 수도 있다. 결국 통증이 있기에 치료도 가능한 것이다. 통증은 일차적으로 하나님이 내린 벌일지도 모르지만 제때 치료하고 잘만 관리하면 신이 내린 선물이 될 수도 있다.

통증을 포함해서 인간이 느끼는 모든 감각은 신경을 통해 발생하고 전달된다. 우리 몸을 뒤덮고 있는 신경은 외부로부터 자극을 받는데 그 자극의 세기에 따라 일반적인 감각이 되기도 하고 통증이 되기도 한다. 자극의 원인이 없어지지 않으면 통증은 계속해서 발생할 수밖에 없다. 통증을 없애는 방법은 단 한 가지다. 원인인 질병을 제거하는 방법뿐이다. 질병의 원인이 없어져야 비로소 통증을 일으키는 자극이 없어지기 때문이다.

모든 통증에 이유가 있는 것처럼 턱관절 장애도 당연히 원인과 그에 따른 증상이 있다. 다른 질병보다도 더 복합적이고 근본적인 치료가 요구되는 만큼 턱관절 증상이 심각해지기 전에 가능하면 빠른 시기에 병원을 찾아야 한다. 펜타곤 5법칙의 오각형을 완성하기 위한 기본 전제는 바로 턱관절 장애 증상을 인지하고 병원을 찾는 것이다.

통계적으로 우리 국민 10명 중 8명의 턱은 비대칭 상태다. 그러나 대부분은 비대칭으로 인한 불편을 느끼지 못하고 살아간다. 이들은 오차범위 안에서 아슬아슬하게 균형을 잡는다. 그러나 겉으로 중상이 드러나지 않을 뿐이지 잘못된 습관이나 돌발적인 외부 충격이 있으면 언제든 턱관절의 균형이 틀어질 수 있다.

문제는 오차범위 밖의 사람들, 이른바 턱관절 장애로 인한 증상을 겪고 있는 환자들이다. 이들의 상당수는 자신의 병증을 착각하면서 살아가거나 턱의 중요성이나 턱관절 장애의 인식도가 낮다 보니 턱에 소리가 나거나 불편해도 그냥 대수롭지 않게 생각하며 살아간다. 또 어떤 이들은 턱관절 장애를 치료하려면 힘든 치료를 받아야 한다고 잘못 알고 있기도 하다.

병을 치료하기 위해서는 병의 원인을 정확하게 진단하고 그 진단에 맞게 적절한 치료를 해야 한다. 그래서 간단하게나마 턱관절 장애에 관한 자가 진단법을 소개한다.

턱관절 자가 진단 ※ 해당 사항에 체크(√)하세요.

- ☐ 입을 크게 벌렸을 때 그 사이에 손가락 세 개가 자연스럽게 들어가지 않는다(입이 45~55밀리미터 정도 벌어져야 정상이다).
- ☐ 입을 벌리고 다물 때 수직으로 벌어지지 않고 한쪽으로 틀어진다.
- ☐ 턱관절 부위에 통증이 있거나 소리가 난다. 혹은 과거에 턱관절 통증이 있었거나 소리가 났다.

위 항목 중 한 가지라도 해당하면 다음 사항을 체크해 보자. 아래

문항에서 2개 이상이 해당하면 턱관절 전문 병원에 찾아가볼 것을 권한다.

- ☐ 이를 악무는 습관이 있다.
- ☐ 잘 때 이를 간다.
- ☐ 앞니가 자꾸 벌어진다.
- ☐ 구내염이 자주 생긴다.
- ☐ 이유 없이 음식물을 삼키기가 어렵다.
- ☐ 얼굴이 비대칭이거나 최근 몇 년 사이에 얼굴형이 변했다.
- ☐ 얼굴에 여드름이나 피부 트러블이 자주 발생한다.
- ☐ 자주 눈물이 나거나 눈이 건조하거나 충혈된다.
- ☐ 눈이 자주 피곤하거나 눈 뒤로 압박감이 느껴진다.
- ☐ 귀울림이 있다.
- ☐ 귀에 염증이 없는데 가끔 통증이 있다.
- ☐ 어지럼증 또는 두통이 있다.
- ☐ 코로 호흡하는 것이 힘들다.
- ☐ 목이나 어깨가 자주 뻐근하고 아프다.
- ☐ 원인 모를 소화장애가 심하다.
- ☐ 생리통 또는 생리불순이 있다.
- ☐ 몸의 중심이 안 맞거나 자세가 바르지 않다.
- ☐ 평소에 잠을 잘 못 이룬다.
- ☐ 항상 가시지 않는 만성피로가 있다.

☐ 신경이 예민하거나 갑자기 화를 잘 낸다.

누차 설명했듯이 턱관절 장애란 턱관절의 균형이 맞춰지지 않아 생기는 질병이다. 선천적인 경우도 간혹 있지만 대개는 후천적 요인인 잘못된 생활 습관이나 사고에 의해 발생한다. 만약 원인 없는 통증이나 질병에 시달리고 있고, 질병을 치료하기 위해 해당 치료 과목의 병원을 찾았지만 '원인 불명'이란 통고를 받았다면 다음 항목을 확인해보자.

☐ 스트레스가 심할 때 심하게 이를 갈거나 평소에 이를 악무는 습관이 있다.
☐ 밥을 먹을 때 좌우 턱을 다 쓰지 않고 한쪽으로만 씹는 습관이 있다.
☐ 앉아서 근무하거나 공부할 때 바른 자세가 아니다.
　예) 구부정한 자세, 턱을 괴는 행동, 다리 꼬는 행동, 한쪽으로 비틀어진 자세
☐ 잠을 잘 때 똑바로 누워서 자지 않고 엎드려 자거나 옆으로 누워서 잔다.
☐ 뒤뚱거리며 걷거나 안짱다리 또는 밭장다리로 걷는다.
☐ 최근에 과도한 스트레스와 긴장을 유발하는 상황이 있었다.
☐ 교통사고 혹은 몸에 충격을 주는 외상을 당했다.

위 사항을 보고 자신의 습관이나 경험을 다시 한번 확인해보자. 만약 위의 항목 중 일부를 갖고 있다면 턱관절 장애를 의심해야 한다.

그다음 스텝은 간단하다. 턱관절 장애 치료를 전문으로 하는 병원을 찾아가 확실한 검진을 받으면 된다. 턱관절 장애가 의심되면서도 선뜻 병원을 찾지 못하고 인터넷 카페를 전전하며 같은 처지에 있는 사람들로부터 정보를 얻으려는 환자들이 많다. 혹시 큰 병은 아닐지, 그렇다면 치료 비용이 많이 들지 않을지 염려해서다. 하지만 턱관절 장애 검진은 생각보다 어렵지 않고 비용도 많이 들지 않는다. 혹여 상태가 심각하더라도 치료 방법이 있으니 병이 더 진전되기 전에 하루라도 빨리 병원을 찾기를 바란다.

턱관절 검진 후 적합한 치료 계획을 세운다

병원 문턱을 넘었다면 절반은 치료한 것이나 다름없다. 이제 남은 건 턱관절의 상태를 정밀하게 검사한 후 증상에 맞춰 치료 계획을 세우면 된다.

턱관절 장애로 병원을 찾으면 상담 후 우선 엑스레이 검사를 받게 된다. 턱관절의 크기, 모양, 길이, 위치 등은 엑스레이를 통해 간단히 검사할 수 있다. 또한 입을 벌린 개구 상태의 턱관절 위치와 다물고 있는 폐구 상태의 위치도 엑스레이로 확인한다.

엑스레이로 턱관절의 상태를 확인한 후 문진을 시작한다. 턱관절 장애를 판단하는 데 중요한 지표가 바로 개구량, 즉 입을 얼마나 똑바로 벌릴 수 있느냐다. 턱관절에는 위턱과 아래턱 사이의 매개체인 디스크(관절원판)가 있다. 디스크는 말하거나 씹을 때마다 위턱과 아래턱 사이를 움직이면서 완충 역할을 한다.

그런데 어떤 원인에 의해 턱관절이 움직일 때 디스크와 위턱, 아래턱 사이의 조화가 무너져서 디스크가 아래턱의 움직임을 방해하는 경우가 있다. 디스크가 제 위치를 벗어나 턱관절의 운동을 방해하는 경우다.

성인을 기준으로 대략 입이 45~55밀리미터 정도 벌어지면 정상으로 판단한다. 턱관절 장애가 심하면 개구량이 10밀리미터도 안 되므로 음식을 씹거나 말할 때 큰 불편을 느낀다.

턱관절의 전후 측방 운동량, 입을 벌릴 때 일자로 잘 벌어지는지를 보는 개구 방향 검사, 턱관절에 잡음이 생기는지를 보는 촉진 검사, 턱관절 근육의 발달 정도 등을 종합해 환자의 턱관절 장애 정도를 판단한 후 그에 맞는 치료 계획을 세운다.

턱관절 장애의 진행 단계

턱관절 장애가 생기면 한 가지 증상만 나타나지 않고 다양한 증상들이 앞뒤 순서 없이 나타난다. 꼭 기억해야 할 것은 턱관절은 저절로 좋아지지 않는다는 사실이다. 증상이 가볍다고 치료하지 않으면 더 심한 단계로 진행할 수밖에 없고 증상이 심해질수록 치료 기간과 환자의 고통이 늘어난다.

1단계	턱관절의 디스크가 정상 위치에서 벗어나 있는 초기 단계
2단계	턱관절이 움직일 때마다 디스크와 아래턱뼈 머리(하악골의 과두)의 조화가 벗어난 단계
3단계	디스크가 정상 위치에서 완전히 벗어나 본래의 기능을 상실한 단계

모든 질병이 그렇듯 턱관절 장애 또한 병의 원인과 상태에 따라 치료 방법이 다양하다. 무조건 교합안정위장치를 사용하는 것은 아니다. 치아 상실이 원인이라면 임플란트를 시술하고 충치가 원인이라면 보철치료를 받으면 금방 호전된다. 치아의 부정교합이 원인이라면 턱관절 치료에 앞서 치아 교정을 시작하면서 상태를 볼 수도 있다. 턱관절 근육에 문제가 있다면 약물치료, 물리치료, 주사 치료(프롤로, 보톡스, 관절 세정술 등)를 한다. 여기까지는 문치과를 비롯한 모든 치과에서 실행하고 있는 턱관절 치료 과정이다.

문제는 이런 보존적 치료로 해결되지 않고 균형이 틀어진 턱관절 환자들이다. 여기에서 현재 치과에서 치료하는 방법이 크게 두 가지로 갈린다. 턱관절의 위치를 그대로 유지한 상태로 근육을 이완시키는 장치 치료와 틀어진 턱을 이동시켜 정상의 위치로 되돌리는 장치 치료다.

치료 방법이 다른 만큼 질병으로서 턱관절 장애를 보는 시각도 차이를 보인다. 보존적 개념의 치료를 추구하는 쪽은 턱관절 장애를 전신질환과 연관시키는 것을 꺼린다. 턱관절 장애를 턱의 문제로 한정해서 들여다봐야 한다는 입장이다. 반면 균형 회복을 추구

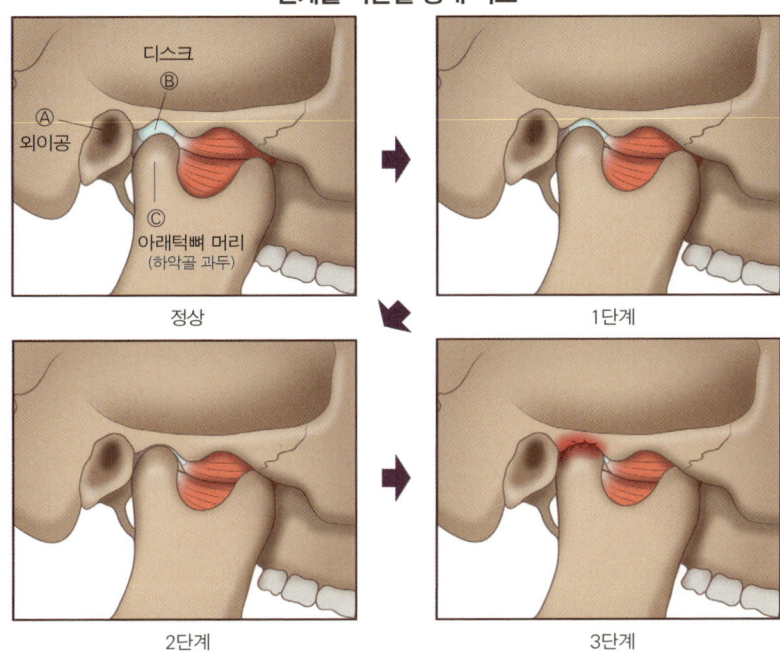

단계별 턱관절 상태 비교

하는 쪽은 턱관절의 정상 위치가 있다고 보고 턱관절을 원래 위치로 돌려놓아야 턱관절의 불균형으로 생긴 우리 몸의 다른 질병들이 치료된다고 본다.

그래서 각각의 치료 방식에서 사용하는 장치도 다르다. 보존적 개념의 장치 치료의 경우 규격화된 교합안정위장치를 사용해 턱관절 근육의 부담을 덜어주는 방식으로 치료하고 균형 회복 개념의 장치치료의 경우 교합안정위장치의 높낮이 차이를 이용해서 턱관절을 원래 위치로 되돌린다.

교정 치료에는 규격화된 장치를 사용할 수가 없다. 개인별로 턱

턱관절 장애의 주요 증상

구강		얼굴과 귀	
- 이를 간다. - 앞니가 벌어졌다. - 앞니 중심선이 어긋났다. - 입으로 숨을 쉰다. - 씹을 때 턱에 통증이 온다. - 턱관절에 잡음이 생긴다. - 교합이 깊게 물리는 상태가 된다.	"말하기 힘들고, 먹기도 힘들어요. 이가 자꾸 혀를 건드려요."	- 얼굴이 비대칭이다. - 눈이 부시다. - 눈이나 눈 주위에 통증이 있다. - 귀가 아프다. - 이명이 들린다. - 때때로 턱이 뻐근하다. - 여드름이 잘 낫지 않는다.	"귀에 엄청난 통증이 있어요. 소염진통제와 근이완제를 먹는데도 계속 아파요."
호흡기와 소화기		만성통증	
- 코로 숨쉬기가 어렵다. - 숨이 금방 찬다. - 알러지성 비염과 축농증이 있다. - 소화가 잘 안된다.	"고개를 뒤로 젖히듯 들어 올려야 숨이 확 보돼요. 아니면 숨이 잘 안 쉬어져요."	- 두통이 잦다. - 안면 통증이 있다. - 생리통이 심하다. - 어지러움, 멀미 증상이 있다.	"안면 통증이 점점 심해져요. 이마 옆 얼굴에서 치아까지 통증이 번졌어요."
근육 & 관절		정신과적 증상	
- 뒷목, 어깨, 손목, 허리, 무릎, 다리 등이 뻣뻣하고 통증이 있다. - 거북목이다. - 몸이 한쪽으로 휘어 있다. - 양쪽 다리의 길이가 다르다.	"목에 힘이 안 들어가고 고개가 획획 돌아가는 느낌이에요."	- 우울감이 있다. - 급격하게 집중력이 흐트러졌다. - 무기력을 느낀다. - 수면 장애가 있다.	"통증이 해결이 안 되니 우울해요. 불안하고 뭔가 자꾸 잘못될 것만 같아요."

아큐파이저

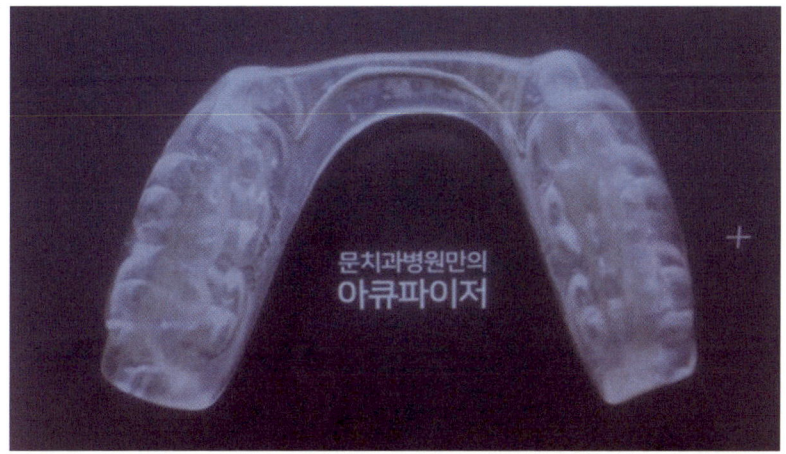

관절의 정상적 균형 위치가 다르기 때문이다. 보통 턱이 제자리로 돌아오는 상태에 맞춰 적게는 2~3개, 많게는 4개 이상 교합안정위 장치를 교체해야 하는 때도 있다.

이미 눈치챘겠지만, 문치과에서는 보존적 개념의 치료와 균형 회복 개념의 치료를 병행한다. 집의 골조가 흔들려서 무너지기 직전인 상태인데 인테리어만 교체한다고 문제가 해결되지 않는다고 보기 때문이다. 골조가 흔들리면 집은 심각한 위험에 빠진다. 이 경우 작은 외부 자극에도 집 전체가 흔들릴 수 있다. 마찬가지로 살짝 어긋난 턱관절이 전신의 균형을 흐트러뜨려 삶을 무너뜨릴 수도 있다.

문치과에서는 자체 개발한 '아큐파이저Acupizer'라는 개인맞춤형 교합안정위장치를 사용해 턱관절을 교정한다. 아큐파이저는 교합 안정위장치 착용에 의한 이물감이나 고통을 해소하기 위해 오랜 연구 끝에 개발한 장치다. 턱관절을 해부학적으로 정상화함으로써 자연적으로 턱관절 장애로 인해 발생했던 증상들을 완화하는 역할을 한다. 기존의 규격화된 교합안정위장치와 달리 단순히 턱을 제 위치로 교정하는 데서 그치지 않고 턱관절을 최적의 위치로 교정해 우리 몸을 완벽한 균형상태로 돌아가도록 해주는 전신치의학적 개념의 치료를 위한 도구다.

많은 턱관절 장애 환자가 증상이 심해져서 이곳저곳을 전전하다가 결국에 문치과를 찾아온다. 만약 검사에서 좋지 않은 결과가 나왔다고 해도 실망할 필요는 없다. 치과의사를 믿고 성실하게 치료한다면 시간이 걸리더라도 반드시 나을 수 있다.

아직도 의구심이 든다고? 괜찮다. 본론은 지금부터다. 이제 본격적으로 문치과 3층에서 턱관절 장애 치료의 신세계를 경험한 환자들의 사례들을 차근차근 풀어놓을 테니 마음을 활짝 열고 환자들과 내가 함께한 이인삼각 경기를 관람해보기 바란다.

보존적 턱관절 치료로 건강과 아름다움을 되찾다

"선생님, 얘 양악수술 좀 안 하게 말려주세요."

뾰로통하게 앉아 있는 딸의 등짝을 때리며 젊은 엄마는 언성을 높였다.

3년 전 처음 내원했을 당시 고등학생이었던 수민(가명) 양은 한눈에 보기에도 안면 비대칭이 심했다. 오른쪽 턱이 짧아져 있는 데다가 비대칭이 심해지면서 아래턱이 앞으로 발달해 주걱턱이 심한 상태였다. 이런 상태라면 외모에 한창 관심이 많을 여고생에겐 콤플렉스로 작용하고 있을 게 분명했다.

"어디 봅시다. 아~ 벌려 보세요."

턱을 벌리는데 수민 양의 미간에 주름이 잡혔다.

"그동안 턱이 상당히 아팠을 것 같은데요. 어땠어요?"

딸이 불편해하자 옆에서 같이 미간을 찌푸리고 있던 엄마가 대신 대답했다.

"2년 전부터 턱이 아프고 입을 벌릴 때마다 오른쪽 턱에서 소리가 난다고 자꾸 그러더라고요."

수민 양은 턱의 통증보다는 심한 주걱턱으로 인한 외모 콤플렉스에 잔뜩 위축되어 있었다. 턱관절이 틀어지면서 내려간 쪽 턱이 눈을 끌어내려 눈의 좌우 높이가 티가 나게 달랐다. 또 얼굴이 왼쪽으로 상당히 치우쳐서 자란 상태였다.

치과에 방문하기 전에 이미 성형외과에서 양악수술을 권유받았지만 문제는 나이였다. 아직 성장기였기 때문에 양악수술을 하려면 성인이 될 때까지 기다려야 했다. 남은 2년을 더 기다릴 수 없어 엄마 손에 이끌려 병원을 찾아왔다.

물론 주걱턱이 심해지기 전에 조금 더 일찍 병원을 찾았다면 좋았을 것이다. 하지만 이제라도 병원에 찾아와 수술하지 않고 보존적 턱관절 치료를 받게 된 것은 오히려 수민 양에게는 다행스러운 일이었다.

안면 비대칭 환자 치료 전후 사진 비교

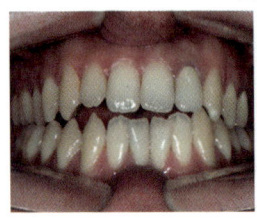
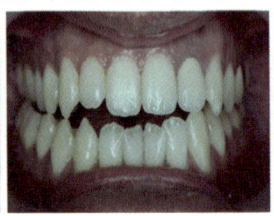
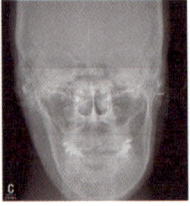
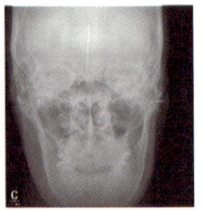

양악수술을 하면 길어진 턱을 잘라내서 바로 균형을 맞출 순 있다. 하지만 전신마취가 필요한 큰 수술이고 수술 과정에서 턱관절 주변 신경을 건드릴 수도 있다. 더욱이 턱관절로 인해 틀어진 눈의 위치나 틀어진 몸은 수술 전 상태 그대로이기 때문에 양악수술이 근본적으로 턱관절 장애로 인한 다른 증상을 해결하기는 쉽지 않다. 더욱이 한 번의 수술로 균형을 맞추다 보니 그동안 틀어진 턱에 적응했던 몸이 전체적으로 흔들리면서 수술 후 예전보다 턱관절 장애 증상이 더 심해져 치과를 찾아오는 환자도 적지 않다.

수민 양의 바람은 외모의 균형이었지만 나의 치료 방향은 '턱의 균형'이었다. 턱의 균형을 맞추면 당연히 외모도 예뻐지기 때문이다. 일단은 턱에서 나는 소리와 통증을 잡는 게 급선무였다. 치료를 시작하고 1년 반 동안 수민 양은 순차적으로 총 5개의 교합안정위장치를 착용했다. 1년이 지날 즈음부터는 턱에서 소리가 나지 않고 통증도 개선됐다. 턱관절이 균형을 잡으면서 당연히 얼굴의 균형도 점차 좋아졌다. 그동안 눈을 끌어당기던 턱관절이 제 위치를 찾으면서 양쪽 눈의 높이도 맞춰졌고 발달했던 왼쪽 턱 근육이 차차 줄어들면서 원래의 예쁜 얼굴을 되찾았다.

"턱이 조금만 더 들어가면 좋았을 텐데 아쉬워요."

치료를 받기 전에 비해 예뻐지니 아쉬운 점이 더 도드라져 보이는 모양이었다. 수민 양은 현재 턱관절이 제자리를 찾으면서 교합이 뜬 치열을 맞추기 위해 치과 교정 치료 마무리 단계에 있다.

아름다운 얼굴의 비밀은 턱의 균형에 있다

턱과 균형은 서로 떼어놓을 수 없는 실과 바늘 같은 관계이다. 오른쪽과 왼쪽의 관절이 동시에 같은 방향으로 움직이도록 설계되어 양쪽 턱관절 중 한쪽이 마모되면 좌우대칭이 쉽게 틀어지고 안면 비대칭이 발생한다.

안면 비대칭은 말 그대로 얼굴이 틀어진 경우다. 코가 한쪽으로 틀어지거나 웃을 때 한쪽 입꼬리가 올라가거나 눈썹 높이가 서로 다르거나 눈의 크기가 다른 것이 대표적인 증상이다. 또한 서 있거나 앉아 있을 때 머리가 앞으로 과도하게 기울어지는 거북목이나 일자목 또한 비대칭에 해당한다. 인간의 목은 용수철처럼 C자로 휘어져 충격을 쉽게 완화할 수 있게 되어 있다. 하지만 이처럼 앞으로 기울어지는 일자형 목은 신경을 압박하고 충격에도 취약하다. 그런데 턱관절에 장애가 생기면 이러한 비대칭이 발생할 가능성이 매우 크다.

안면 비대칭 환자는 한쪽으로 얼굴이 자라서 사각턱이 되기도 하고 앞으로 턱이 자라 주걱턱이 되기도 한다. 턱이 틀어지면 어금니가 높아져서 앞니가 뜨게 된다. 턱이 전방으로 자라는 것을 막는 방패가 되어주던 앞니가 뜨니 턱이 그 틈을 비집고 앞으로 길어진 것이다. 턱관절이 좋지 않은 아이들은 코로 숨을 잘 쉬지 못해 입으로 숨을 쉬는 습관을 갖게 된다. 그런데 코로 숨을 쉬지 않으면 광대뼈가 잘 발달하지 못한다. 앞니가 없는 경우와 마찬가지로 광대뼈가 제 기능을 못 하면 아래턱이 자라 주걱턱이 될 수 있다.

양쪽 턱관절이 무너져 제 기능을 못 하게 되면 발생하는 무턱도 꼭 치료해야 할 증상이다. 무턱은 아래턱이 안쪽으로 밀려 들어간 것이라 기도나 다른 기관들을 압박할 수 있다. 무턱이 있는 사람들은 아래턱이 목 안쪽의 혈관과 근육을 짓누르기 때문에 다른 병에 걸리기도 쉽다. 무턱은 미관상의 문제뿐만 아니라 건강을 해치는 원인이 되기 때문에 반드시 치료해야 하는 증상 중 하나다.

균형은 기능적 측면에서만이 아니라 미적 측면에서도 아주 중요하다. 사람은 균형이 잘 잡힌 얼굴을 보면 매력을 느낀다. 균형은 시대와 사회를 불문하고 통용되는 미의 기준이다. 실제로 우리나라에서 내로라하는 스타들의 얼굴은 좌우가 거의 균형을 이룬다. 만인이 미남과 미녀로 꼽는 원빈이나 김태희를 보라. 그들의 얼굴은 거의 완벽에 가까울 만큼 좌우가 대칭을 이룬다. 이 대칭상태에서 얼굴의 전체 윤곽이 조화를 이루면 미남과 미녀라는 인상을 남긴다.

이는 인간의 얼굴에만 국한된 이야기가 아니다. 인간은 오래전부터 좌우가 완벽하게 일치하는 대칭이 가장 안정적인 상태라고 인식해왔다. 대칭은 또한 만물의 조화로움을 상징하기도 한다. 그래서 인간이 만든 예술품들은 대칭을 통한 완벽한 균형을 추구하도록 진화해왔고 대칭성이 깨지는 것에 불편함을 느껴왔다.

전 세계에서 가장 유명한 그림인 레오나르도 다빈치의 「모나리자」에는 황금비율이 숨겨져 있다. 인간이 봤을 때 가장 균형이 잡혀 있고 미적으로 완벽한 비율을 '황금비율'이라고 한다. 황금비율은 피타고라스와 유클리드 등 여러 수학자가 1 : 1.618이라는 사실을 밝혀냈다. 「모나리자」에는 수많은 황금비율이 존재한다. 얼굴 가로 길이와 세로 길이, 턱에서 코끝까지의 길이와 코끝에서 눈썹까지의 길이, 인중의 길이와 입에서 턱까지의 길이가 정확하게 1 : 1.6이다. 수학자이기도 했던 다빈치는 그림 속 여인의 얼굴을 온통 황금비로 그린 셈이고 이러한 균형과 조화를 사람들은 시각적으로 아름답게 느끼는 것이다. 실제로 19세기 독일의 과학자 구스타프 페히너는 실험자들을 대상으로 다양한 형태의 직사각형을 보여준 다음 가장 마음에 드는 것을 선택하게 했다. 그 결과 대다수가 가로세로비가 1 : 1.618을 이룬 직사각형을 선택했다고 한다.

균형 잡힌 사람이 성격도 원만하고 머리도 좋다

신체의 균형 여부가 생물체의 성격과 삶에 상당한 영향을 미친다는 재미난 실험 결과가 있다. 1994년 미국 뉴멕시코대학교의 생물학자인 랜디 손힐Randy Thornhill은 하나의 가설을 세우고 이를 직접

증명해 보이는 프로젝트에 도전했다.

"신체 대칭이 좋을수록 건강한 정신을 가질 것이다."

처음 듣는 사람에게는 너무도 황당한 가설일 것이다. 연구 결과는 놀라웠다. 신체의 대칭성이 높을수록 지능이 높다는 결과가 나온 것이다. 또한 대칭성이 낮을수록 두통이나 복통, 관절통증 등의 질병에 고생할 확률이 높았다. 이는 신체의 대칭성이 어릴 때부터 건강과 관련이 있었기 때문이다. 태아 때 병에 걸리는 등 외부로부터 나쁜 영향을 많이 받은 사람은 비대칭이 심했다. 대칭이 완벽한 사람일수록 생물학적으로 우성이고 생활환경이 좋아 성격 역시 원만해진다는 말이 된다.

그렇다면 신체의 좌우대칭이 잘 맞는 사람일수록 이성에게 인기가 많을까? 손힐 교수가 주목한 점은 이 부분이었다. 그는 신체적으로 좌우대칭이 딱 맞아떨어지는 남학생이 그렇지 않은 남학생보다 여학생에게 인기가 많을 것이라는 또 다른 가설을 세웠다. 그리고 122명의 남학생을 대상으로 연구조사에 들어갔고 역시나 대칭성이 높은 학생일수록 인기가 높다는 결론에 이르렀다.

흥미로운 것은 비단 인간만이 대칭을 배우자를 고르는 기준으로 삼는 게 아니라는 점이다. 당시 손힐 교수의 연구는 인간뿐만 아니라 42종의 곤충과 동물들까지도 포함하고 있었다. 이들 모두 짝을 고를 때 신체의 대칭을 배우자감을 평가하는 데 중요한 척도로 삼았다.

이에 대해 손힐은 다음과 같은 결론을 내렸다.

"대칭성은 단순히 보기 좋은 황금비율의 의미로만 존재하는 것이 아니다. 신체의 대칭성은 객체의 유전적 형질이 훨씬 우수하다는 방증이며 강한 면역력과 좋은 영양 상태, 원기 왕성한 생식력을 보여주는 증거이자 단서다."

신체의 대칭은 단순히 매력적으로 보이는 것을 넘어서 다른 사람들에게 무의식적으로 우수한 유전자와 환경을 가지고 있다고 생각하게 만든다는 것이다.

손힐은 실험에서 양쪽 대칭성의 오차범위를 5%로 규정했다. 즉 팔이나 다리의 오차범위가 5%를 벗어나면 열성이란 의미다. 이 오차범위 5% 내외를 인간이 감별해낼 수 있을지 의구심이 들겠지만 그의 연구 결과를 보면 놀랍다.

"우리가 '매력'을 판단하는 주요 요소 중 하나는 신체의 '좌우대칭symmetry'이다. 중요한 것은 단순한 얼굴의 대칭성이 아니라 몸 전체의 대칭성이다."

우리는 부지불식간에 우리 몸의 '균형'을 추구했고 균형이 잘 맞는 배우자를 찾을 눈썰미도 갖추고 있었다. 조금 비약하자면 우리 몸은 태생적으로 '균형'을 원하고 찾는다고 할 수 있다.

'턱의 균형이 우리 몸의 균형을 좌우한다.'라는 것이 나의 지론이다. 그러므로 손힐의 결론에 숟가락 하나를 얹자면 우리는 부지불식간에 '턱 균형'을 추구하고 턱 균형이 잘 맞는 배우자를 찾는 눈썰미도 갖추고 있다는 결론에 이른다. 어쩌면 예뻐지고 싶다는 욕망의 답은 당신의 엑스레이에 있을지도 모른다.

턱관절의 불균형이 전신 비대칭으로 이어지다

병장으로 만기 제대한 20대의 젊은 복학생이었던 이인호(가명) 군을 진료실에서 처음 만난 것이 7년 전이다. 대학에서 웹프로그램을 전공하고 있던 인호 군은 한눈에 봐도 몸이 심하게 뒤틀려 있었다. 마치 오래 바람을 맞아 한쪽으로 쏠려서 자란 소나무 같았다. 몸통에서부터 다리까지 왼쪽으로 C자를 그리고 있었고 다리도 휘어 있었다.

담담하게 자신의 증상을 설명하는 인호 군의 표정에는 불안한 기색이 역력했다.

"갑자기 작년 여름부터 허리와 골반 사이가 끊어질 듯 아프기 시작하더니 이렇게 허리가 휘어버렸어요."

한의원에서 카이로프랙틱 치료를 받아봤지만 소용없었고 집 근처의 대형 병원에서 MRI 검사를 받은 결과 허리 신경이 심각하게 눌린 상태여서 바로 수술을 해야 한다는 진단을 받았다고 했다. 인호 군은 수술하지 않으면 신경이 마비될 수도 있는 급박한 상황이라는 의사의 설명에 당황했다. 수술이라는 민감한 단어에 놀라 이곳저곳 알아보던 끝에 나를 찾아왔다고 했다.

"걸을 때 좀 아프긴 하지만 쉬면 금방 나아지는 정도라서 선뜻 수술하기가 좀…… 턱이 아픈 건 아니지만 혹시나 해서 와봤어요."

모든 질병이 그렇겠지만 특히나 턱관절 장애는 생활환경이나 습관과 큰 연관이 있다. 대개는 선천적 요인보다는 후천적 요인에 의해 발생한다. 그래서 환자의 생활환경을 면밀하게 관찰해야 한다.

웹프로그램을 전공했던 인호 군은 컴퓨터 앞에 앉아 있는 시간이 길 수밖에 없었다. 뼈가 다 자란 성인이라면 그 영향이 덜할 수 있다. 하지만 인호 군처럼 한창 자라는 젊은 청년은 몸이 말랑말랑한 상태여서 바르지 못한 자세를 계속 유지하면 몸이 쉽게 틀어지게 된다. 아마 인호 군의 몸은 10대 시절부터 조금씩 틀어지기 시작했을 것이다. 몸이 틀어지면 체중이 한쪽으로 쏠리면서 근육이 뭉쳐 통증이 생기고 결국 척추가 휘거나 비틀어져 몸 전체가 영향을 받는다. 그리고 이런 환자들은 대개 턱관절이 틀어져 있다.

그런데 인호 군의 생활 습관은 비교적 모범적이었다. 강의를 듣느라 컴퓨터 앞에 오래 앉아 있는 시간을 만회하기 위해 등산이나 수영을 틈틈이 하며 건강을 챙겼다. 그런데도 건강이 무너진 건 한순간이었다.

"제대하고 난 후였는데 버스를 타던 도중에 갑자기 몸이 굳어서 일어날 수조차 없었던 거예요. 그러고 나서 눈 깜짝할 사이에 이렇게 됐어요."

대부분의 턱관절 장애 환자들처럼 인호 군도 명확한 이유를 알 수 없는 상태로 어느 날 갑자기 환자가 됐다. 아니나 다를까 검사 결과를 확인해보니 턱관절 장애가 심각했다. 턱관절 장애 환자의 일반적인 증상인 안면 비대칭과 그에 따른 전신 비대칭이었다.

치료에 들어가기 전에 인호 군에게 현재의 몸 상태와 앞으로의 치료 계획을 설명했다.

"턱관절을 제자리로 되돌리면서 전체적으로 몸의 근육까지 함께 다듬어야 해요. 턱관절은 사실 몸속의 다른 근육과 연결되어 있어요. 인호 군의 턱관절이 균형을 잃으면서 다른 신체 기관의 근육들 역시 어긋난 상태거든요. 하지만 치료가 끝나면 근육이 안정을 찾고 통증도 점차 사라질 거예요."

반색하던 인호 군의 표정을 지금도 잊을 수가 없다. 수술하지 않고도 회복할 수 있다는 말에 인호 군의 표정이 환해졌다. 2년여 정도의 턱관절 치료를 통해 휘었던 그의 몸은 점차 제자리를 되찾아 비바람에도 끄떡없는 튼튼한 나무처럼 똑바로 섰다.

상태가 호전되자 "너무 멀어요. 선생님, 그냥 원격 진료하면 안 돼요?"라고 농담을 건넬 만큼 여유가 생겼고 몸이 정상을 되찾자 평소 좋아하던 수영을 시작하게 됐다는 소식을 전해왔다. 의사로서 정말 보람을 느끼는 순간이었다.

턱의 균형이 맞지 않으면 일차적으로 얼굴이 영향을 받는다. 안면 비대칭이 발생하고 턱에서 시작된 통증이 눈, 귀, 머리에도 영향을 미친다. 병이 악화하면 전신 비대칭으로까지 진행된다. 턱관절에 부착된 근육은 머리를 지탱하는 목뼈와 연결되어 있다. 이 부분의 근육의 수축과 이완이 원활히 이루어지지 않으면 근육이 서로 부조화를 이루면서 목뼈에 이상을 유발한다. 목뼈에 이상이 생기면 점차 일자목이 되고 몸의 중심이 앞으로 쏠리게 된다. 목뼈는 허리뼈와 서로 영향을 주고받기 때문에 목뼈에 이상이 생기면 허리뼈도 직접적으로 타격을 입게 된다. 앞서 근막연결이론에서 설명했듯이

전신 비대칭 환자 치료 전후 사진 비교

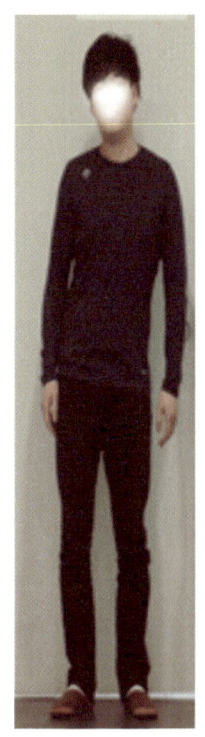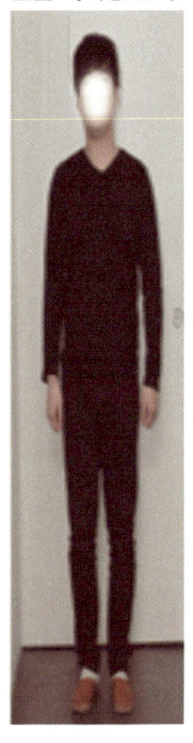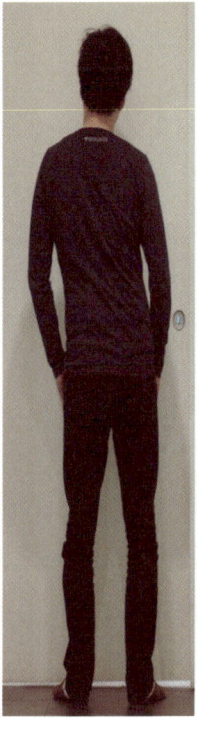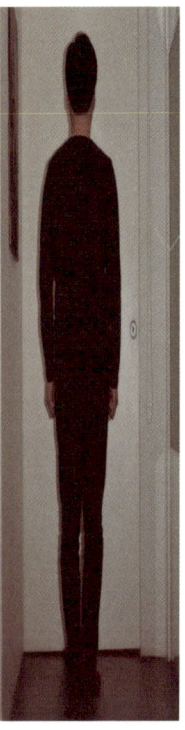

허리뼈가 균형을 잃으면 몸의 중심이 어긋나게 되고 신체의 모든 근육과 장기들이 부조화를 이루게 된다.

이처럼 턱관절이 신체 자세를 좌지우지하면서 신체의 안정성과 균형 능력에 영향을 준다는 것은 우리 상식으로는 놀라울 수밖에 없는 얘기다.

이인호 군의 이야기에서도 알 수 있듯이 턱관절 치료는 수술보다는 시간이 오래 걸린다. 하지만 자연스럽게 근육의 균형을 회복시켜 제 위치로 돌려놓는 방법이기 때문에 통증이 없고 안전하다. 또한 병이 생기는 근본 원인을 치료하기 때문에 재발 위험성도 아주 낮다. 고장이 나 느리게 움직이는 시곗바늘을 아무리 고쳐봤자 고장의 원인을 해결하지 않으면 시계가 제대로 돌아가지 않는 것과 마찬가지다.

턱관절의 불균형이 두통과 섬유근육통을 일으킨다

턱의 균형을 되찾은 환자들은 건강했던 원래 자신으로 모습으로 되돌아간다. 다시 수영을 시작한 이인호 군은 원래의 열정적이고 활발한 20대 청년으로 돌아갔다. 인호 군과 마찬가지로 첫 진료일에 어두운 얼굴로 진료실을 찾았다가 밝은 얼굴로 웃으며 마지막 인사를 나누는 환자들이 많다. 그중에서도 기억에 남은 환자 한 명이 있다.

작년 겨울에 병원을 찾은 50대 후반의 윤미자(가명) 씨는 첫 진료 때 거의 사정하다시피 나를 붙잡고 자기 몸을 치료해달라고 애원했다.

"선생님, 제가 다시 일할 수 있게만 해주세요. 먹고살려면 일을 해야 해요. 이대로 일을 못 하면 굶어죽게 생겼어요."

요양보호사로 일하며 가족을 부양했던 미자 씨는 턱관절 장애로 인한 전신질환으로 하던 일을 그만두고 나를 찾아왔다. 미자 씨의 전신 균형은 이미 상당히 무너진 상태였다. 미자 씨의 표현을 빌리

자면 "오른쪽 몸 전체가 구겨지는 것 같은 느낌"이어서 일은 물론이고 일상생활도 하기 힘들어 보였다.

"턱이 밖으로 튀어나오는 느낌이에요. 목이 머리에 가 있는 것처럼 무겁고 두통 때문에 잠도 못 자겠어요. 머리만 안 아파도 살겠어요."

미자 씨처럼 두통이 잘 낫지 않아 오랫동안 고생하는 사람을 주위에서 쉽게 발견할 수 있다. 국제두통학회에서도 두통을 불치병으로 정의 내릴 만큼 원인도 정확하지 않고 다양하다. 턱관절 장애 환자에게 두통은 흔한 증상이다.

두통에 관한 많은 연구 중에서 두통이 턱관절 장애와 관련된 흔한 증상이라는 보고가 있다. 두통 중에는 원인이 뇌에 있지 않은 긴장성 두통이 가장 많다. 미국의 턱관절 대가인 겔브 박사(D, Gelb)는 긴장성 두통의 3분의 2가 턱관절 장애로 발병할 수 있다고 주장했다. 턱관절 주변에는 복잡하고 정밀한 수많은 근육, 신경, 혈관, 림프, 신경절 등이 있는데 아래턱뼈 후방에 밀집되어 있다. 특히 긴장성 두통에 관여하는 근육은 목빗근, 등세모근, 깨물근, 관자근, 머리널판근 등으로 모두 턱관절과 밀접하게 관련된 근육이다.

턱관절이 불균형하면 머리의 위치가 원래 있어야 할 위치에서 어긋나게 되고 그 머리의 무게를 받치기 위해 목뼈의 근육들이 더 많은 힘을 쓰게 된다. 최대 3배의 힘을 더 쓰기도 하는데 이렇게 되면 근육이 긴장하게 되어 신경과 혈류 순환에 장애를 초래해 두통을 유발한다.

미자 씨는 두통 외에도 현대의학에서는 불치병으로 알려진 섬유

근육통을 앓고 있었다. 섬유근육통은 전신 근육통, 만성피로, 수면 장애 등을 특징으로 하는 질병으로 남성보다는 근육이나 뼈가 약하고 호르몬 변화가 자주 일어나는 여성에게서 흔하게 나타난다. MRI나 엑스레이 검사상 특별한 이상이 없으므로 단순 근육통이나 갱년기 증상 등으로 간과하기 쉬워 만성화하는 경우가 많다. 검사 결과 역시나 미자 씨의 턱은 틀어져 있었다.

"너무 걱정하지 마세요. 턱관절이 아파서 나타나는 증상이니까 치료하면 나을 거예요. 요양보호사 일 다시 할 수 있게 만들어드릴게요."

반신반의하는 듯했지만 다른 병원에서 달리 방법을 찾지 못했던 미자 씨는 열심히 치료에 임했다. 워낙 치료에 대한 열망이 커서였는지 교합안정위장치를 착용하고 일주일 만에 다시 병원을 왔을 때는 안색부터 달라져 있었다.

"선생님 말씀대로 하루 7시간 꼬박 착용했더니 거짓말처럼 두통이 사라졌어요."

3개월간 치료를 받고 증상이 거의 호전된 미자 씨는 이제 3개째 교합안정위장치를 착용 중이다.

"이명 증상은 대체 언제 없어져요? 소리만 안 나면 살겠어요."

속으로 웃음이 났다. 보통 심했던 증상이 사라지면 환자들은 남은 증상에 집착하는 모습을 보인다. 마치 두통은 전혀 모르고 살았던 사람처럼 말이다. 어쨌든 증상이 호전되면 나타나는 반응이라 치료한 사람으로서는 반가운 일이다.

바로 얼마 전 진료를 받으러 온 미자 씨는 또 다른 반가운 소식을 전했다.

"선생님, 이제 몸도 어지간히 회복되어서 다시 일자리 알아보려고 해요. 이게 다 선생님 덕분이에요. 뭐라고 감사를 드려야 할지."

감사는 무슨. 나를 믿고 치료 과정에 열심히 따라온 환자에게 내가 오히려 고맙다.

턱관절이 건강해야 활기찬 생활을 할 수 있다

턱의 균형을 맞췄을 뿐인데 외모 콤플렉스를 심각하게 겪던 사춘기 여학생이 자신감을 되찾고 어느 날 갑자기 휘어진 몸 때문에 요통에 시달리던 20대 청년이 다시 예전의 모습을 되찾는 일들이 매일 나의 진료실에서 벌어진다. 치료 후에 그들이 살아가는 소식을 간간이 전해 들을 뿐이다. 하지만 내가 치료 효과를 가장 많이 느끼는 것은 역시나 환자들의 표정 변화다. 진료실에 처음 들어섰을 때 환자들의 표정과 치료를 마치고 마지막 인사를 나눌 때 표정은 극과 극이다. 때로는 표정만이 아니라 얼굴 생김새도 달라 보인다. 체념으로 초점을 잃었던 눈빛에 생기가 돌고 의구심으로 가득했던 표정은 안도와 희망으로 바뀐다. 그 표정의 간극이 턱관절 환자를 치료하는 의사로서 내가 존재하는 이유라고 생각하며 살고 있다. 그렇다. '환자들의 얼굴에 웃음을 되찾아주자!' 이것이 내가 오늘도 진료실에서 고통에 찡그리고 눈물짓는 환자들을 정면으로 마주하는 이유다.

"영혼과 신체는 서로 간에 상호작용을 하며 영혼의 상태가 변화하는 동시에 신체의 형태가 변화한다."

고대 그리스의 철학자 아리스토텔레스가 쓴 『관상학』의 서두에 나오는 말이다. 신체와 영혼의 상호의존성을 규정한 말인데 사람의 외형에 드러난 모습을 통해 정신적 특성을 탐구하는 학문이 바로 관상학이라고 정의할 수 있다. 아리스토텔레스는 관상학자들이 하는 일이 개인의 정신적 특성을 명확하게 보여주는 신체의 부분을 통해서 인간의 성격을 파악하는 것이라고 보고 있다.

쉽게 이야기하면 인간의 성격과 생김새 사이에 모종의 연관이 있다는 이론이다. 이 지점에서 철학과 의학이 서로 만날 수 있다. 우리 몸의 생김새가 건강 상태를 보여준다면 의사는 환자의 생김새나 표정을 읽어냄으로써 질병의 원인과 그의 심리 상태를 파악할 수 있게 되니 말이다. 실제로 고대 그리스의 관상학자 대부분이 의사였다는 사실에서도 이 주장은 충분히 설득력이 있다고 나는 생각한다.

나는 아리스토텔레스 관상학을 이렇게 해석한다. 신체와 정신 사이의 연관성에 명확한 근거를 제시하는 것이 바로 우리 몸의 항상성이다. 턱 균형이 무너지면 우리 몸 전체 근육이 불균형해진다. 목, 허리, 팔목, 골반, 무릎이 틀어지면 우리 몸은 굉장히 스트레스를 받는다. 그러면 자신도 모르는 사이에 외부 자극에 반응이 느려지고 표정도 점점 없어진다. 조금만 피곤해도 짜증을 내고 사소한 일에도 예민하게 반응한다. 한마디로 활기를 잃고 무기력해진다.

우리 몸이 사용할 수 있는 에너지의 총량은 정해져 있는데 통증이나 불편한 곳에 신경이 쏠리다 보면 다른 곳에 사용할 에너지가 부족해지기 때문이다. 몸 어딘가 왜곡되면 우리 몸은 힘을 써서 그걸 해결하려고 하고 여기에 상당한 에너지가 소모된다. 요즘 노트북은 배터리가 얼마 남지 않으면 저절로 '저전력 모드'로 바뀐다. 화면을 어둡게 해서 조금이라도 더 오래 사용할 수 있도록 하기 위해서다. 턱 균형이 무너진 환자는 24시간 내내 저전력 모드 상태다. 늘 저전력 상태이니 웃을 힘조차 없는 것이다. 일종의 생존을 위한 자구책이다.

저전력 모드로 인한 흔한 증상 중 하나가 요즘 아이들에게 많이 나타나는 정신과적 질병인 틱(뚜렛증후군)과 ADHD(주의력결핍과다행동장애)다. 두 가지 증상 모두 현대의학에서 원인이 규명되지 않아 특별한 해결책도 없다. 틱은 아이들의 몸 어딘가가 불편하다는 신호일 뿐만 아니라 틱을 통해 틀어진 몸을 맞추려는 몸의 표현 수단이자 살려고 몸을 움직이는 것이라고 나는 해석한다. 몸의 코어 균형이 약해지면 균형이 무너지고 그것을 해소하기 위해 거친 욕설, 눈 깜빡임, 어깨 들썩임과 같은 반복적인 근육운동으로 상쇄하려고 아이들 나름대로 안간힘을 쓰는 것이다. ADHD도 원리는 같다. 뭔가에 집중하기 위해서는 상당한 에너지가 필요한데 거기에 쓸 에너지를 조달할 수 없으니 주의력 결핍이라는 증상으로 나타나는 것이다.

턱관절 장애를 치료하니 틱 증상이 사라졌다

3년 전 아버지의 손에 억지로 끌려서 진료실을 찾아온 초등학교 2학년생 김민우(가명) 군은 첫 진료 당시 나와 눈도 마주치지 않았다. 잔뜩 주눅이 들어 있었고 내 질문에 대답도 잘 하지 않았다. 대답하는 대신 간간이 욕설을 뱉었고 몸을 계속 움직였다. 음성 틱과 운동 틱 장애가 동반된 환자였다. 자신도 원하지 않는 말이 입으로 튀어나오고 원치 않는데도 몸을 계속 움직여야 하는 증상이 아홉 살 어린아이에게 얼마나 버거웠을까.

옆에서 민우 군을 지켜보던 아버지가 답답했던지 말문을 열었다.

"신경정신과에서 틱 장애 치료를 받고 있는데 약이 안 맞아서인지 간 수치가 2,000까지 올라갔어요. 약을 안 먹으면 증상이 심해져서 등교시킬 수도 없을 지경이니 어떻게 해야 할지 난감하네요."

간 수치의 정상 범주가 40이니 2,000이면 정말 위험한 수치다. 아마도 틱 장애 증상을 완화하기 위해 처방받은 항정신성 약이 아이의 몸에 부담을 주었던 것으로 추측된다. 아버지는 한 신문사에 기고한 나의 칼럼을 읽고 아이의 부정교합을 치료하기 위해 나를 찾아왔다고 했다.

의자에 한시도 가만히 앉아 있지 않으려는 민우 군을 진료하기 위해 휴대폰을 손에 쥐어주고 아이의 얼굴을 살폈다. 외형적으로도 민우 군의 턱 교합은 상당히 틀어져 있었다. 아랫니가 윗니를 덮을 정도로 부정교합이 심각한 상황이었다. 아버지의 말에 따르면 민우 군이 턱의 통증을 호소한 적은 없다고 했다.

검사를 마치고 근심이 가득한 아버지에게 차근차근 민우 군의 상태를 설명했다.

"예상했던 대로 민우 군은 부정교합이 심한 상태예요. 턱관절이 어긋나면서 앞니가 떴고 앞니가 제대로 방어막 역할을 하지 못해 그사이를 비집고 턱이 앞으로 자란 거예요. 틱 장애도 그래서 심해진 걸 수 있어요. 턱의 교합이 틀어지면 우리 몸의 코어 근육도 어긋나게 되는데 은연중에 아이가 그걸 정상으로 돌리려고 애쓰는 과정에서 특이성 행동이나 말을 하게 되는 경우가 있거든요. 턱관절을 치료하면 틱 증상도 호전될 거예요."

아버지는 놀라워했다.

"정말요? 저는 그저 부정교합만 치료해도 아이가 학교생활을 하는데 자신감을 가질까 해서 찾아온 건데."

놀라는 표정이면서도 아버지는 반신반의하는 기색이 역력했다. 하지만 달리 방법을 찾지 못했던 터라 나를 믿고 치료해보겠다며 의욕을 보였다.

치료가 시작되고 언어 틱이 확연하게 줄어든 것은 불과 한 달만의 일이다. 그런데 오히려 운동 틱 증상은 조금 더 심해졌다. 하지만 턱의 교합이 정상 위치를 찾아가면서 6개월 만에 운동 틱도 어느 정도 사라졌고 1년이 지나자 틱 증상이 거의 없어졌다. 이후에도 틱이 재발하면 교합안정위장치를 교체하는 방식으로 2년 넘게 치료를 이어갔고 지금은 틱 증상이 거의 나타나지 않게 됐다.

진료 회차가 거듭되면서 민우 군의 표정이 점점 밝아졌다. 1년쯤 지나서는 내가 물어보지 않아도 조잘조잘 자기 얘기를 곧잘 했다. 턱 균형이 맞으면서 저전력 모드에서 정상 모드로 돌아온 것이다. 처음엔 일주일에 두 번 내원해야 했는데 1년쯤 지나고 나서는 석 달에 한 번 내원해도 될 정도로 증상이 많이 호전됐다.

그러던 어느 날 유난히 환자가 많아 정신이 없었던 나에게 병원 직원이 다가와 심각하게 말을 건넸다.

"민우 군이 아버지랑 내원했는데 한 시간 정도 기다리다가 바쁘다며 그냥 돌아가셨어요."

그 말에 나도 모르게 웃음이 나왔다. 워낙 환자가 많다 보니 가끔 대기시간이 길어지기도 한다. 아마도 민우 군 아버지가 그 시간을 견디지 못하고 돌아간 모양이었다. 민우 군의 얼굴을 못 봐서 아쉽긴 했지만 한편으론 민우 군의 상태가 그만큼 좋아졌다는 것이니 다행이라는 생각이 들었다. 바로 직전 진료일에 민우 군 아버지가 밝게 웃으며 했던 말이 떠올랐다.

"선생님, 민우가 틱을 안 하니 저희 가정에 평화가 찾아왔어요."

이쯤 되면 '가정 평화유지군'이라는 직업을 하나 더 얻었다고 해도 되려나.

여기까지 읽고 모든 틱 장애와 ADHD의 증상이 턱관절 장애 치료로 나을 수 있다는 이야기로 오해하진 않았으면 한다. 앞서도 이야기했지만 틱 장애와 ADHD는 아직 현대의학에서 원인이 밝혀지지 않았다. 다만 나의 임상 결과 일부 환자의 경우 턱 균형을 바로 잡으면 코어 근육의 균형이 회복되어 틱과 행동 틱 증상이 완화되거나 사라졌다. 실제로 민우 군을 포함해 5명 이상의 틱 장애 환자가 틱의 고통에서 해방됐다.

틱이나 ADHD와 같은 심각한 질환이 아니더라도 현대인은 가볍게든 심각하게든 정신 건강 문제에 직면해 있다. 가장 흔한 정신질환 중 하나인 우울증에서부터 과도한 스트레스와 사회적 압박으로 인한 공황장애, 강박장애, 최근 젊은 세대에서 많이 나타나는 감정 조절 장애, 이러한 정신질환으로 인해 겪는 불안과 불면증에 이르기까지 종류도 점점 다양해지고 있다. 턱관절 장애를 치료하면 이런 정신질환이 낫는다고 주장하는 것은 절대 아니다. 이런 증상이 있을 땐 당연히 신경정신과에서 치료받는 것이 옳다. 다만 우리 몸의 균형이 잘 맞아 에너지의 흐름이 원활해지면 이런 정신질환을 훨씬 더 잘 극복할 수 있다. 정신과 육체는 서로 영향을 주고받는다는 점을 강조하고 싶다.

2
펜타곤 제2법칙은 환경이다

화학물질과 전자파가 턱관절 건강을 해친다

인류가 지구상에 존재한 250만 년 동안 요즘처럼 급작스럽게 환경이 바뀐 적이 있을까? 우리 주변은 온통 화학물질로 둘러싸여 있고 그것들은 알게 모르게 우리 몸에 영향을 준다. 기술의 발달로 매일 신소재가 개발되는 한편에선 유해성 논란도 끊이지 않고 있다. 그 속에서 우리는 어떤 것을 피해야 할지 막막하기만 하다.

화학물질은 입과 코의 점막 그리고 피부 등을 통해 우리 몸속에 흡수되어 신경계는 물론이고 내분비, 생식기, 호흡기 등에서 다양한 문제를 일으킨다. 유럽연합EU은 어린이가 화학물질에 계속 노출되면 자폐증이나 ADHD 같은 질환을 유발할 수 있다고 경고한 바 있다. 미국에서도 신경 및 행동 장애의 10%가 화학물질이 원인이라는 연구 결과가 발표되기도 했다. 특히 임산부는 화학물질이 태아에게 직접 전달돼 선천적 기형, 저체중, 조산 등의 문제를 일으킬 수도 있어 더 주의가 필요하다.

앞에서도 이야기했듯이 턱관절은 우리 몸을 구성하는 관절 중에서도 특히나 예민한 관절이다. 치료 예후가 좋다가도 갑작스럽게 상태가 안 좋아지거나 새로운 증상으로 고생하는 환자들은 주변 환경의 영향에 취약한 경우가 많다. 여기서 말하는 '환경'이란 우리가 활동하는 모든 영역에서 만나는 물질들을 의미한다. 몸에 걸치는 옷과 신발, 주거 공간, 세제와 샴푸는 물론이고 전자파와 같이 눈에 보이지 않는 것 모두가 해당한다. 나는 수많은 환자와 상담하며 깨닫게 됐다. 어떤 환자들은 약간의 환경 변화에도 민감하게 반응한다는 것을.

"백화점 1층에만 가면 머리가 아파 미치겠어요!"라고 호소하는 환자가 있었다. 백화점 1층에는 주로 화장품 매장이 밀집해 있다. 그렇다. 이 환자의 취약점은 화장품에 들어 있는 화학물질이다. 화장품만이 아니다. 현대기술에 의해 만들어진 모든 것에는 환경 호르몬이 포함되어 있다.

문제는 이런 식으로 쌓이는 독소와 전자파들이 신체 근육의 중추적 조절자인 턱관절에 악영향을 끼친다는 점이다. 호르몬 수용체는 세포막, 세포질, 핵 등에서 호르몬과 결합하는 역할을 하고 있는데 이 호르몬 수용체에 독소들이 달라붙게 된다.

환경 호르몬이나 전자파는 자연에서 생겨난 것이 아니라 인간이

창조해낸 독소이기에 그 어떤 과거의 기록에도 이에 대한 치료법이 나와 있지 않다. 결국 인간은 자신에게 무엇이 독이 되는지 '몸으로' 깨닫고 이를 피할 수밖에 없다. 내가 한의학과 인도 의학을 공부하고 생체적합성 연구까지 하게 된 배경이 여기에 있다. 이런 과정을 통해 개발한 것이 바로 증상 자체가 아니라 증상의 원인을 찾아서 제거하는 문치과식 생체적합성 치료법이다. 주변 환경 변화에 민감하게 반응하는 턱관절 환자는 물론이고 일반인도 평상시에 자주 사용하는 제품이 어떤 화학물질로 이루어졌는지 알고 가능하면 독성이 들어 있지 않은 제품을 사용하려고 노력할 필요가 있다.

지나가다 향기에 이끌려 돌아보게 되거나 빵 냄새에 이끌려 가게에 들어가본 기억이 있을 것이다. 백화점 1층을 돌다가 두통이 생겨서 쇼핑을 갑자기 중단하고 집으로 돌아간 경험도 있을 것이다. 우리 몸에서 후각은 가장 예민하고 우리 몸에 즉각적으로 영향을 준다. 뇌신경 2개 중 1번은 후각신경이다. 뇌신경의 1번이 왜 후각신경인지 가끔씩 궁금해지기도 한다. 집에서 나는 냄새를 집 냄새라고 하고 사람에게서 나는 살냄새라고 한다. 디퓨저, 향수, 섬유유연제 등의 향기를 유발하는 제품을 갖고 있는 사람들이 많다. 이러한 제품을 잘 쓰면 다른 사람과의 관계에 긍정적인 영향을 미치지만 제대로 사용하지 못하면 부정적 영향을 미친다. 왜 그럴까? 자기에게 안 맞는 향기를 맡게 되면 사람들은 두통이 생기기 때문이다. 이를 후각에 의한 긴장성 두통이라고 한다. 또한 턱관절과 주변 근육이 긴장할 수 있다. 두 사람이 있다고 할 때 둘 다 같은 향수를 뿌

려도 다르게 느끼는 건 개인마다 맞는 향기가 있기 때문이다. 이를 생체적합성이라고 본다. 향기에 관련된 제품을 사용했을 때 유독 턱과 몸이 피곤하거나 두통이 생긴다면 사용하는 제품의 생체적합성을 의심해보자.

주변 환경 요소도 의심해봐야 한다

틱 장애 증상으로 우리 병원을 찾았던 김민우 군의 이야기로 돌아가 보자. 민우 군의 치료 과정에는 우여곡절이 참 많았다. 한창 성장기인 데다 틱 장애라는 아주 민감한 질병을 앓고 있었기 때문이다.

처음에 교합안정위장치를 착용하고 나서 민우 군은 이물감 때문에 한동안 고생했다. 두 번째 진료일에 민우 군의 아버지는 걱정스러운 표정으로 진료실에 들어섰다.

"아이가 장치를 끼고 나서부터 구역질하고 심할 때는 토하기도 해요. 계속 끼고 있어도 괜찮을까요?"

어른에게도 불편한 교합안정위장치가 아이에게 왜 불편하지 않았겠는가. 처음 교합안정위장치를 착용하는 어린 환자들이 이물감 때문에 간혹 보이는 증상이다. 하지만 시간이 지나면 이런 증상은 차츰 사라진다. 교합안정위장치를 하나씩 바꿔가면서 민우 군의 틱 증상도 거의 다 사라졌다.

치료가 순조롭게 진행되던 어느 날, 진료일이 아닌데도 민우 군의 손을 잡고 다급하게 병원을 찾은 아버지의 표정이 첫 진료일만큼이나 어두웠다.

"선생님 어쩌죠? 며칠 전부터 민우가 다시 틱을 시작했어요. 예전처럼 심한 건 아니지만 증상이 다시 나타나니까 애 엄마도 저도 아이 증상이 재발하는 건 아닌지 걱정이 돼서요."

"아, 그래요? 그러면 우선 교합안정위장치를 낀 상태로 한번 볼까요?"

환자의 턱 교합이 정상 위치를 찾아가는 과정에서 교합 오차는 점점 줄어들고 교정된 오차에 맞춰 다시 교합안정위장치를 제작해야 하는 시점이 온다. 그러기엔 다소 이른 시점이라는 생각하면서 민우 군의 상태를 살펴봤는데 교합안정위장치에는 전혀 이상이 없었다.

"민우가 틱을 다시 시작한 게 언제부터죠?"

"한 사나흘 전부터인 것 같아요. 조금씩 증상이 더 심해지고 있어요."

교합안정위장치에 이상이 없다면 십중팔구 환자의 주변 환경이나 음식, 사용하는 물건에 변화가 있었을 공산이 크다. 턱관절은 워낙 예민하다 보니 약간의 변화로도 균형이 흔들릴 수 있기 때문이다. 이럴 땐 환자 본인이나 보호자의 이야기가 중요하다.

"최근에 민우 주변에 큰 변화는 없었나요? 안 먹던 음식을 먹었다던가, 환경이 바뀌었다던가."

"글쎄요. 3주 전쯤 말레이시아로 캠프를 다녀왔어요. 그게 문제였을까요? 다녀와서 민우가 참 좋아했는데……."

때로는 신발도 문제의 원인이다

이럴 땐 문제가 조금 복잡해진다. 턱의 균형을 방해한 요인을 찾기 위한 변수가 너무 많기 때문이다. 해외라면 음식도 공기도 잠자는 환경도 모두 바뀌었을 테니 말이다.

그런데 민우 군 아버지의 말에 중요한 단서가 하나 있었다. 말레이시아에 다녀온 지 3주가 지나서야 민우 군의 틱 증상이 나타났다는 지점이다. 만약 음식이나 환경이 맞지 않았다면 민우 군은 말레이시아 현지에서부터 바로 틱 증상이 나타났을 것이고 한국에 돌아와서 오히려 호전되었어야 했다. 그런데 돌아와서 증상이 오히려 더 심해졌다면 변화는 한국에 오고 나서일 가능성이 크다. 여기서 범위가 조금 좁혀졌다.

"말레이시아에 다녀온 후 민우가 새로 바꾼 게 있나요? 현지에서 사 온 음식을 계속 먹었다든가, 옷이나 침구 같은 게 바뀌었다든가."

"다른 건 그대로인데…… 민우가 말레이시아에서 사 온 운동화를 열심히 신고 다니고 있어요."

우리 대화를 옆에서 듣고 있던 민우 군이 운동화로 시선을 옮기며 고개를 갸웃했다.

"운동화는 편하니 민우야?"

내 질문에 고개를 끄덕끄덕하는 걸 보니 민우는 신발이 퍽 마음에 드는 모양이었다. 그런데 나는 민우 군이 신고 있는 운동화를 본 순간 속으로 '해답을 찾았다!'라고 외쳤다. 물론 민우 군의 신발은 죄가 없다. 그 신발을 다른 사람이 신었으면 아무 일도 일어나지 않았을 것이다. 하지만 신발 소재, 밑창 재질, 접착제 등이 민우 군과 맞지 않는 것이 문제였다.

"아버님, 오늘 시간 있죠? 제가 민우에게 맞는 신발 브랜드를 알려줄 테니 사서 한번 신겨보세요."

"신발이 문제라고요? 정말 신발을 바꿔 신으면 나아질까요?"

"나아집니다. 턱관절 근육은 심부전방선(코어 근육)을 따라 발까지 연결되어 있어서 신발도 턱관절 균형에 영향을 줄 수 있습니다."

믿기 어렵다는 표정이었다. 하지만 나에 대한 신뢰감이 쌓였던 아버지는 두말하지 않고 그 길로 민우 군의 손을 잡고 운동화를 사러 갔다.

다음 날 아버지가 병원을 찾아왔다.

"선생님, 새 신발을 신고 나서 민우 틱이 확 줄었어요. 정말 신기하네요. 어떻게 그걸 아셨어요? 의사 가운을 입은 도사 아닌가요? 하하하."

수많은 환자를 겪고 치료 과정에서 숱한 난관을 헤쳐오면서 쌓인 경험을 전문가적인 직관이라고 말하고 싶다. 이것이 오랜 경험과 학습에서 나온 것만은 분명하다. 턱관절 장애 치료는 수학 문제처럼 대입할 공식이 없다. 환자 개인별로 증상과 특성이 모두 다르고 거기에 체질과 환경도 제각각이어서 일일이 환자 개인맞춤형 공식을 만들어야 한다. 그 과정에서 쌓은 나만의 알고리즘이 도출한 해답이라고 말할 수밖에.

나의 직관이 옳다 그르다를 말하기에 앞서 반드시 짚고 넘어가야 할 것이 있다. 민우 군의 틱이 재발했을 때 '민우 군이 예민해서 그렇다.'라고 함부로 단정 지어서는 안 된다는 것이다. 의사들이 흔히 이야기하는 '스트레스 때문에 그렇다.'라는 말과 뭐가 다른가. 이렇게 단정 지어버리면 환자를 치료할 방법을 찾을 수가 없다.

물론 민우 군이 예민한 아이일 수도 있다. 민우 군과 달리 주변 환경과 음식 등에 상관없이 증상이 좋아지고 쉽게 치료되는 환자도 많다. 하지만 어떤 환자는 롤러코스터를 타듯 증상이 요동친다. 이런 환자에게 일반 공식을 대입해버리면 환자는 궁지에 몰린다. 자신은 치료받을 수 없다고 절망한다.

사실 턱관절 환자를 치료하는 의사의 임무는 턱관절의 구조적 균형을 맞추는 데서 끝난다. 하지만 많은 환자가 이것만으론 일상으로 돌아가지 못한다. 정상적인 삶으로 돌아가고자 하는 환자들의 절실한 눈빛이 지난 25년간 나를 움직여 왔다. 한의학과 인도 의학을 공부하고 대체의학에서 방법을 찾고 생체적합성을 연구해왔다. 이런 과정을 통해 만들어진 것이 바로 펜타곤의 두 번째 꼭짓점인 '환경 디톡스'다.

직관과 경험에 기반한 예민함이 필요하다

왜 신발이었을까? 사실 왜 신발이었는지가 중요한 건 아니지만 죄가 없는 신발의 누명부터 벗겨야 할 것 같다. 편한 신발을 신어야 건강에 좋다는 것은 이미 상식으로 통한다. 잘 알려져 있듯 발은 중력에 의해 우리 몸에서 체중을 가장 많이 받는 신체 기관이다. 불편한 신발을 신으면 발만 불편하거나 변형이 오는 게 아니라 잘못된 자세를 유발해 골반, 관절연골, 근육, 혈행에 문제를 일으킬 수도 있다. 침대도 과학이겠지만 걷고 뛰는 동안 운동기구의 역할까지 하는 신발은 더 과학이다.

사실 둔한 사람들은 어떤 신발을 신어도 이상을 느끼지 못한다. 운동화를 신든 아찔한 하이힐을 신든 일상생활에서 별다른 불편을 느끼지 못한다. 하지만 상당수의 사람은 신발을 가려 신는다. 자신에게 맞는 브랜드만을 고집하기도 한다. 신발을 바꾸면 대번에 컨디션이 안 좋아지기 때문에 그 원인을 제거하는 방향으로 '감'이 발달한 사람들이다.

이런 사람들을 두고 대개는 '예민한 사람'이라고 치부해버린다. 비단 신발뿐만이 아니다. 자신에게 맞는 베개를 찾지 못해 애를 먹는 사람들도 있고 특정 브랜드의 속옷만 고집하는 사람들도 많다. 유독 전자파에 민감한 사람들은 전자제품을 집 안에 놓을 때 위치를 신중하게 따진다.

나는 감히 이런 예민한 반응이 옳다고 믿는다. 우리는 모두 무의식적으로 자신에게 해가 되거나 불편한 것을 피하는 경향을 보인다. 정도에 차이가 있을 뿐이다. 이것을 무시하고 내 몸에 불편한 신발을 계속 신거나 속이 더부룩한 음식을 계속 욱여넣는다면 제 손으로 몸속에 독을 계속 주입하는 것이나 다름없다. 사람마다 주의해야 할 대상과 품목이 다를 뿐이고 이 독은 결국 우리 건강을 해친다.

민우 군을 비롯해 많은 환자가 신발에 반응을 보인다. 앞서 턱관절이 인체 내부의 모든 근막이 모이는 집결점이라고 설명했다. 모든 근막은 사람의 손과 발에서 각각 끝나기 때문에 장갑이나 신발 같이 손발을 감싸는 물질에 영향을 받을 수밖에 없다. 신발은 원단을 염색하거나 가공할 때 독성물질이 사용될 가능성이 높다. 턱관절이 약해 외부의 자극에 예민해진 환자들은 이런 소량의 독성물질에도 몸이 반응해 치료 효과를 떨어뜨리게 되는 것이다.

내가 어렸을 적 살던 동네에 날이면 날마다 아프다며 징징거리던 할머니 한 분이 계셨다. "내가 곧 죽게 생겼다."라고 말하다가도 다음 날이면 멀쩡하게 동네를 활보하셨다. 어느 날 할머니가 동네 할머니들과 함께 마을 정자에서 하는 소리를 우연히 엿들었다.

"전주에서 며느리가 신발을 사다줬는디 한 번 신고 도저히 못 신겄드만. 발이 삐어부렀어. 며칠 혼났당게. 어디서 그런 걸 선물이라고 사와서는."

이 말을 신호탄으로 할머니들의 며느리 욕 배틀이 시작됐다. 어린 마음에도 '저렇게까지 해야 하나.'라는 생각을 했다. 그런데 그 할머니는 본인의 엄살과는 달리 정정하게 오래 사셨다. 지금에 와서 생각하면 할머니가 민감했던 것이 오히려 당신의 건강을 지켰던 것 같다. 감각적으로 자신에게 잘 맞는 것과 그렇지 않은 것을 가릴 줄 알았던 것이다.

골반이 틀어진 경우 과거 정형외과에서는 골반의 대칭을 맞추기 위해 맞춤형 깔창을 권하고는 했다. 효과를 본 사람도 있고 효과를 보지 못한 사람도 있는 등 개개인이 효과를 모두 동일하게 느끼지는 못했다. 그래서 나는 높이, 재질, 소재 등을 개인별로 맞춘다면 모든 사람이 좋은 효과를 보리라고 생각한다. 이를 생체적합성이라고 일컫는다. 턱관절 교정 치료는 장치를 통해 전신 균형을 점진적으로 회복시키는 개념인데 생체적합성이 안 맞는 신발을 착용하면 안 되는 것처럼 안 맞는 장치를 착용하면 균형 회복에 방해가 된다. 치료의 효율성도 떨어지게 된다. 그 말은 치료기간이 길어진다는 것을 의미한다. 또 턱관절 균형을 잘 맞춰도 신발의 생체적합성이 안 맞으면 허리통증, 골반 통증, 다리 통증 등이 생기고 이유 없는 피곤함을 느낀다. 이러한 증상이 특별한 이유 없이 생긴다면 낭연히 신발도 의심해보자.

현대의 이성적 사고와 과학적 접근법이 없던 시대에도 선조들은 지혜롭게 살았다. 김치를 예로 들어보자. 지금은 과학이 발달해 유산균의 효능이 다 밝혀졌다. 이른바 '발효과학'이라는 분야가 생겨났을 정도다. 우리 선조가 유산균이라는 존재를 알아서 김치라는 음식을 매일 먹었을까? 김치 속에 꼬물꼬물 움직이는 게 있다고 누가 상상이나 했겠는가. 다만 경험적으로 직관적으로 김치가 몸에 좋다는 사실을 알았을 뿐이다. 수많은 경험과 시행착오 끝에 어떤 풀은 먹어도 되고 어떤 풀은 먹지 말아야 하는지, 어떤 버섯에 독이 들었는지를 터득했듯이 말이다.

내 진료실에서는 오늘도 이런 직관과 경험이 알고리즘으로 차곡차곡 쌓이고 있다. 그 직관에 새로운 통찰과 지혜를 주는 것은 예외 없이 예민한 환자들이다. 이들의 예민함이 치료의 완성도를 높이고 건강한 생활을 이어갈 수 있는 단서가 된다. 그래서 감히 나는 예민하거나 민감한 사람이 그렇지 않은 사람보다 오히려 더 건강하게 살 수 있다고 생각한다.

환자와 의사 간 라포 형성이 치료의 관건이다

물론 이 과정이 만만한 것은 아니다. 치료 과정에서 숱한 난관에 부딪혀서 해답을 찾아내야 한다. 아무도 가지 않는 길을 내는 까닭은 증상을 제거하는 데 초점을 맞추는 현대의학의 치료법보다 우리 몸의 균형을 방해하는 근본 원인을 제거하는 것이 더 좋은 치료법이라고 믿기 때문이다.

이런 기나긴 시간을 잘 인내하지 못하는 환자도 더러 있다. '왜 기다려야 하는지'를 이해하지 못해서다. 그래서 난 치료를 시작하기 전에 환자의 현재 몸 상태와 치료 계획을 자세하게 설명한다. 짧게는 6개월, 길게는 2년 이상 이인삼각 경기를 펼쳐야 하기에 턱관절 장애 치료는 다른 어떤 분야보다 환자와 의사의 '신뢰'가 중요하다.

아무리 환자가 병에 대해 많이 공부한다 한들 의사가 가진 지식만큼 알게 되기는 어렵다. 마찬가지로 의사가 아무리 많은 사람을 치료했더라도 환자 개개인의 병을 환자만큼 이해하기는 어렵다. 병은 환자 혼자, 의사 혼자서 치료하는 게 아니다. 환자와 의사가 함께 치료하는 것이다. 그리고 그 치료를 위한 핵심 조건이 바로 환자와 의사 간의 라포rapport, 즉 '마음의 유대'다.

라포는 서로 마음이 연결된 상태, 서로 마음이 통하는 상태, 사람과 사람 사이에 생기는 상호신뢰 관계를 설명하는 심리학 용어다. 특히나 턱관절 치료에 있어서 가장 중요한 게 라포 형성이라고 생각한다. 턱관절 치료를 한 번이라도 받아본 환자라면 이 말에 동의할 것이다. 한 번 진료할 때 걸리는 시간은 평균 40~50분이다. 치료 초기에는 한 시간 넘게 환자와 대화해야 하는 경우도 비일비재하다. 아마 정신과 의사들의 상담 시간과 맞먹는 시간일 것이다.

사정이 이러니 환자의 병에 대해서는 물론이고 인생사까지 속속들이 알게 된다. 이런 과정이 치료에 별 쓸모가 없는 부차적 과정으로 여겨질 수도 있다. 나 역시 턱관절 장애를 공부하겠다고 뛰어들었을 당시에는 오로지 턱에만 집중했다. 그러나 경험이 쌓이고 환자들과 관계가 깊어지면서 내 지식만으로는 턱관절 치료가 온전히 이루어지지 않는다는 것과 환자의 협조가 필요하다는 사실을 깨달았다. 그때부터 환자의 주변 환경과 그들의 삶에 관심을 기울이기 시작했다. 뭐랄까. 일종의 경험칙이라고나 할까. 이야기를 나누는 것 역시 치료행위다. 그리고 이보다 더 중요한 것이 있으니 환자 스스로 자신을 알아가는 것이다. 나는 그것을 도와주는 조력자일 뿐이다.

장기간 치료에도 낫지 않으면 주변 환경이 문제다

자기 몸을 객관화해서 건강에 해가 되는 요소를 제거해나가는 것이 턱관절 장애 치료에 얼마나 효과적인지를 보여주는 좋은 사례가 있다.

2015년 우리 병원을 처음 찾았던 40대 중반의 여성 김민환(가명) 환자는 몸이 정신을 갉아먹으면 어떻게 되는지를 보여주는 전형적인 사례였다. 오랜 턱관절 치료로 심신이 허약해진 데다 교합안정위장치가 맞지 않아 치료를 중단한 탓에 전신통증이 심각해진 상태였다. 결국 7년 전 다니던 회사를 휴직하고 이 병원 저 병원 전전하던 민환 씨는 피폐한 얼굴로 내 앞에 앉아 있었다.

"근육통으로 2년째 병원에 다니고 있어요. 관자놀이와 광대뼈 아래가 매일 쿡쿡 쑤시듯 아프고 어지러워요. 심할 때는 토하기도 해요. 무릎이며 팔목이며 안 아픈 곳이 없어요. 제일 심각한 건 허린데요. 다리가 저려서 이젠 제대로 걷지도 못하겠어요. 병원에서 진단받은 약을 꼬박꼬박 먹고 좋다는 영양제랑 식품도 일부러 찾아서 먹었는데 낫지를 않아요."

첫 진료일에 민환 씨는 지난 10년간 병원을 전전한 사연을 쏟아냈다. 민환 씨의 증상은 이미 오래전에 시작됐다. 막 스무 살이 되던 해에 사랑니를 뽑은 후부터 턱에 이상 증상이 나타났다. 결국 턱이 0.5센티미터 이상 벌어지지 않아 한 달간 죽만 먹었는데도 치과에서는 원인을 알 수가 없다는 진단을 받았다.

진통제로 하루하루를 버티는 날들이 이어지다가 2003년 6월경 후미 추돌로 교통사고를 당하면서 다시 턱이 벌어지지 않게 됐다. 이때부터 극심한 두통과 얼굴, 목, 전신통증에 시달렸는데 2004년 뉴스에서 턱관절에 관한 정보를 접하고서 자신의 증상이 턱관절 때문인 것을 알게 됐다.

그로부터 10년간 교합안정위장치 교정, 카이로프랙틱 치료, 영양제 치료를 병행하며 턱관절 장애와 장기전을 치렀다. 하지만 별다른 치료 효과를 보지 못했고 "이제 할 수 있는 건 다 했다."라는 치과의사의 말에 절망했다.

"어느 날 장치가 너무 불편해서 병원에 다시 찾아갔거든요. 장치만 끼면 숨쉬기가 힘들고 두통이 심해져서 바꿔달라고요. 그런데 더 이상 치료할 방법이 없다는 거예요."

결국 민환 씨는 치료를 중단했다. 그렇게 전신 신경 통증에 시달리는 상태에서 나를 찾아왔다.

"지금은 사람 많은 곳에 갈 때마다 호흡이 너무 힘들어서 심장이 터질 것 같아요."

지금까지 이 책을 읽은 독자라면 민환 씨의 증상이 전형적인 턱관절 장애라는 것을 알아챘을 것이다. 문제는 왜 10년이란 긴 시간 동안 턱관절 장애 치료를 받았는데도 전혀 차도가 없었는가다.

내가 턱관절 장애 치료를 시작한 25년 전이었다면 나도 민환 씨에게 똑같은 말을 했을지도 모른다. 더 이상 방법이 없다고. 하지만 지금은 방법을 찾을 수 있다. 나는 턱관절 장애를 치료하면서 환자의 고통이 어디서 온 것인지 점차 알게 됐다. 대개 이런 환자들은 주변 환경이 조금만 바뀌어도 몸이 먼저 알아챈다. 절실한 눈빛으로 나를 바라보는 민환 씨에게 나의 치료 계획을 자세히 들려주었다.

"당장 턱관절 치료를 다시 시작할 거예요. 환자분에게 맞는 교합안정위장치를 새로 맞출 거고요. 환자분에게 맞는 걸로 맞추면 예전처럼 장치를 낀다고 해서 통증이 생기진 않을 거예요."

"정말요? 제발 그랬으면 좋겠어요. 그동안 이 장치 때문에 너무 고생해서 이젠 쳐다보기도 싫거든요."

민환 씨의 눈이 처음보다 조금은 생기를 찾는 듯했다.

"더 중요한 건 앞으로 턱관절과 몸에 통증을 일으키는 원인을 찾아가는 거예요. 원인은 여러 가지예요. 음식일 수도 있고 환경일 수도 있고 스트레스일 수도 있어요. 원인을 찾아서 바꾸면 지금 겪고 있는 섬유근육통은 물론이고 복합적 통증이 개선될 거예요. 다른 병원과는 치료 방법이 다를 수 있는데 저를 믿고 한번 따라와 보시겠어요?"

완전히 나를 믿는 눈치는 아니었지만 나을 수 있다는 말에 고무

되었는지 민환 씨가 고개를 끄덕였다.

화장품이 통증을 일으킬 수 있다

김민환 환자에게 맞는 실리콘 소재의 장치를 새로 맞추는 것으로 우리의 길고 긴 이인삼각 경기가 시작됐다. 새로운 교합안정위장치를 장착하고 나서 다행히 장치만 끼면 나타나던 두통과 어지럼증이 호전됐다.

두 번째 진료일부터 본격적으로 디톡스 작업을 시작했다. 첫눈에 들어온 것은 민환 씨가 신은 신발이었다. 한눈에도 허리통증이 심한 민환 씨에게 맞지 않는 신발이었다.

"걷는 건 요즘 어때요? 신발이 불편하진 않나요?"

"신발이요? 그건 생각 안 해봤는데요."

"지금 신은 신발이 환자분과 맞지 않아요."

"그럼 어떤 걸 신어야 해요?"

나는 민환 씨에게 집으로 돌아가 신발장에 있는 신발을 모조리 휴대전화로 찍어서 카톡으로 보내라고 했다. 민환 씨는 눈을 동그랗게 뜨며 이해할 수 없다는 표정을 지었다. 하지만 이내 수긍하고 그대로 실행해주었다.

환자에게 적합한 소재를 찾는 방법은 여러 가지가 있는데 우선은 그걸 착용했을 때의 상태를 살핀다. 신발은 착용해보지 않아도 알 수 있다. 하지만 옷, 장신구, 침구 등은 그걸 몸에 걸쳤을 때 환자의 근육 흐름이 미묘하게 바뀐다. 유독 어떤 물건을 까다롭게 고르는 사람이라면 충분히 이해할 수 있을 것이다. 이렇게 해서 민환 씨에게 맞는 신발을 골라 신게 했다. 진료일에 민환 씨는 반가운 소식을 전해줬다.

"와 진짜 신기해요. 선생님이 신으라는 신발만 신었더니 다리에 더 이상 쥐가 나지 않아요. 호흡이 가빠지는 증상도 점점 좋아지고 있어요. 처음에 신발 얘기를 하셨을 때 사실 좀 이상하다고 생각했는데 선생님 말씀이 맞았어요."

이후 민환 씨는 나의 치료 방식을 이해하고 잘 따라왔다. 그 과정에서 환자의 일상이 많이 바뀌었다. 민환 씨는 특히 커피를 즐겨 마셨는데 디톡스를 위해 수제 과일주스를 만들어 먹는 것이 좋다고 추천했다.

"커피를 줄일 수 있겠어요? 잘만 따라오면 가끔 뜨거운 아메리카노 정도는 몸이 용납해줄 거예요."

내 말에 민환 씨는 깔깔거리며 웃었다. 그늘졌던 얼굴에도 점차 웃음이 피어나기 시작했다. 좋은 신호였다. 그러고 나서 얼마나 지났을까.

"선생님 커피 없이도 하루를 지낼 수 있게 됐어요. 그런데 신기하게 예전에 비해 피로감이나 무기력증이 사라졌어요."

식습관까지 바꾸고 치료에 속도가 붙었다. 그런데 어느 날 민환 씨가 갑자기 고통이 심해졌다고 호소했다.

"지난주 수요일부터 머리와 뒷목이 계속 아파요. 손까지 저릿저릿해요. 너무 아파서 알려주셨던 운동도 잘 안 될 정도예요."

치료는 잘되고 있었다. 무언가 분명 민환 씨 주변에서 달라진 점이 있을 터였다. 답은 늘 그렇듯 환자에게 있다.

"혹시 화장품이나 세제나 침구 같은 걸 최근에 바꾼 적이 있나요?"

"네. 아들이 지난주에 립스틱을 새로 사다 주었어요. 그런데 그게 왜요?"

화장품은 화학물질로 이루어져 있다. 그중 일부에는 인체에 해로운 성분도 있다. 예뻐지려고 바르는 화장품에 독이 들어 있다는 말이 이상하게 들릴지도 모르겠다. 물론 화장품이 나쁘다는 이야기가 아니다. 화학물질에 들어 있는 독성물질은 몸이 건강하다면 충분히 우리 몸 스스로 배출할 수 있는 정도의 수치다. 하지만 작은 변화에도 민감하게 반응하는 턱관절 장애 환자들은 극소량에 노출되어도 몸에 치명적일 수 있다.

지금은 화장품에 잘 사용되지 않지만 몇 년 전까지만 해도 화장품의 인공방부제로 사용되던 파라벤이 몸에 치명적 영향을 미친다는 사실이 밝혀졌다. 몸에 한 번 들어오면 근육이나 내장 기관에 쌓인다. 식품의약품안전평가원 자료에 따르면 파라벤이 피부염을 유발하고 소화기와 호흡기에도 독성을 일으킨다. 특히 파라벤은 여성호르몬과 유사한 작용을 해서 생식기능에 악영향을 끼친다. 자궁내막증을 일으켜 난임을 유발하며 생리통을 유발할 가능성을 높인다는 연구 결과도 있다. 또 2004년 영국 리딩대학교의 연구진은 유방암으로 사망한 28명 중 18명의 유방암 조직에서 파라벤 성분이 검출됐다고 밝혔다.

이외에도 계면활성제의 한 종류로 샴푸나 린스에 많이 사용되는 디에탄올아민도 피부를 통해 임산부의 몸속에 흡수되면 태아에게 전달되어 세포 성장을 방해하고 뇌세포를 망가뜨릴 수 있다는 동물실험 결과가 발표됐다. 주방세제에서 알킬페놀류도 몸속에서 내분비계를 교란해 호르몬 분비를 방해한다는 사실이 밝혀져 일부 국가에서 생산과 사용이 금지됐다.

놀라운 것은 화학방부제가 아니라 식물에서 추출한 천연성분에도 독성이 있을 수 있다는 점이다. 요즘엔 소비자들이 점점 똑똑해져서 천연방부제를 사용한 자연주의 화장품들이 많이 나오고 있다. 천연성분은 아무리 많이 발라도 괜찮다고 생각하는 사람들이 많지만 그런 생각은 위험천만하다. 천연성분으로 방부 기능을 만들어내려면 많은 양이 필요하다. 그런데 천연성분에도 독성이 있기에 많은 양을 계속 사용하면 문제가 될 수 있다. 사정이 이러니 예민한 턱관절 장애 환자들은 화장품이나 샴푸나 세제 하나를 고르더라도 까다롭게 따져볼 수밖에 없다. 긴 설명이 이어지자 민환 씨는 놀라는 눈빛이었다.

"그러고 보니 저번에 선크림을 바꾸고 나서도 몸이 한 번씩 아팠던 것 같아요."

민환 씨가 신기해하며 물었다.

"또 주의할 게 있을까요?"

"옷이나 세제 같은 것도 최대한 조심해야 해요. 아무래도 우리 신체에 직접 닿는 것들이니까요. 거기에 환자분에게 안 좋은 물질이 들어 있으면 건강에 직접적인 영향을 미칠 수 있어요."

"어쩐지! 새로 빤 옷을 입으면 늘 머리가 아팠거든요."

식수부터 시작해서 세제, 침구, 양말, 의류, 영양제, 화장품, 먹거리에 이르기까지 주변을 일일이 체크하고 나서 민환 씨의 몸 상태는 빠르게 호전됐다.

"고지혈증으로 병원에 다니고 있는데 담당 선생님이 검사 수치가 줄었다고 약을 끊자고 하시네요. 요즘엔 소화도 잘돼요. 선생님이 처방해주신 운동을 하고 나서는 잠도 깊이 잘 수 있게 됐어요. 이것저것 체크해달라고 선생님을 너무 고생시킨 것 같아 죄송해요."

일상생활이 가능해질 만큼 건강을 되찾은 민환 씨는 마지막 진료일에 새로운 직종에 도전해보고 싶다며 재취업에 대한 강한 의욕을 드러내 그간의 고생에 대해 보상받았다. 그 고생 덕분에 나는 더할 나위 없는 큰 보람을 느꼈다.

김민우, 김민환 두 환자 모두 몸에 쌓이는 독성물질에 취약한 타입이다. 턱관절이 불안정해 몸의 해독 능력이 떨어진 상태에서 자신에게 맞지 않는 화학물질이나 눈에 보이지 않는 전자파와 스트레스에 노출되면 몸이 안 좋은 영향을 받게 되는 것이다. 그런데 이것은 비단 턱관절 장애 환자에게만 해당하는 이야기는 아니다. 일반인도 자신에게 독이 되는 것을 잘 가릴 수 있다면 그렇지 않은 경우보다 훨씬 더 건강하고 편안한 삶을 누릴 수 있다. 우리 동네 엄살쟁이 할머니처럼 말이다.

화학물질과 전자파의 위협을 받고 있다

몇 해 전 화학물질과민증MCS, multiple chemical sensitivity 환자의 일상을 다룬 TV 다큐멘터리를 보고 마음이 심란했던 기억이 있다. 파리한 모습으로 소파에 웅크리고 앉아 인터뷰하는 백인 여성은 화학물질에 극미량만 노출되어도 알레르기 반응을 보여 일체 외출을 하지 못한 채 집 안에 갇혀 살고 있었다. 하얀색 면 원피스를 입고 면 소재의 소파에 앉아 있는 그녀의 모습은 흡사 멸균실에 갇힌 실험대상처럼 애처로워 보였다.

화학물질과민증은 1980년대 중반 미국 예일대학교의 마크 컬렌 교수가 처음 명명했다. 샴푸나 세제 등을 사용하거나 냄새만 맡아도 구토, 발열, 두드러기 같은 증상이 나타나 평생 격리된 채 살아야 하는 질병으로 알려져 있다. 이 증상이 일반인에게 미약하게 나타나는 것이 우리가 잘 알고 있는 '새집증후군'이다.

온통 화학물질에 뒤덮여 있는 세상에서 이들이 갈 곳이 대체 어디란 말인가. 실제로 "인류가 플라스틱 밭에서 산다."라고 표현한 『플라스틱 사회』의 저자 수전 프라인켈Susan Freinkel은 책 서문에서 플라스틱에 전혀 닿지 않은 채 하루를 보내는 실험을 해보기로

결심했던 에피소드를 공개했다. 결과는? 그녀는 아침에 눈을 뜬 지 10초도 지나지 않아서 그것이 불가능한 것임을 깨달았다. 눈을 비비며 찾은 화장실의 변기 의자가 플라스틱이었던 것. 안타깝게도 화학물질과민증 환자를 치료할 방법은 아직 없다. 다큐멘터리 속 여성처럼 그저 피하고 사는 수밖에 없다.

그나마 화학물질은 보이는 물체에 대한 몸의 반응인데 보이지 않는 것과 싸우는 가엾은 사람들도 있다. 턱관절 장애 환자들 가운데는 전자파과민증EHS, ElectroHyperSensitivity을 앓는 이들이 적지 않다. 생소하게 들리는 이 증상은 유럽에선 낯선 질환이 아니다. 세계보건기구WHO는 적지 않은 사람에게서 이 같은 증상이 나타나고 있다는 점을 인정했다. 인구의 5%가 전자파과민증을 앓고 있다고 알려진 영국에서는 몇 해 전 열다섯 살 어린 소녀가 전자파과민증의 고통으로 자살하는 일이 벌어지기도 했다. 화학물질과민증 환자들과 마찬가지로 이들은 핸드폰 전파, 와이파이의 전파, 각종 전자기기가 내뿜는 전자파에 예민하게 반응해 고통을 느낀다. 열두 살 어린 소녀가 만성두통에 시달렸는데 두통의 발병시기가 해당 도시에 4G망이 깔리던 시기와 정확히 일치했다며 분개하는 부모의 모습은 이제 남의 이야기가 아니다.

전자파과민증 환자들은 전자파로부터 자신을 보호하기 위해 전자기파를 막는 옷을 입거나 집을 격자무늬의 철망과 알루미늄 포일로 둘러싼다. 그래도 전자파를 피할 수 없으면 지하실로 숨어든다. 아예 도시에서 생활할 수 없을 정도의 중증이라면 전자파가 없는 오지로 도망을 가 풍찬노숙의 삶을 살아야 한다. 그나마 이것도 한시적 도피일 뿐이다. 통신 기술의 발달과 통신사의 가열한 노력으로 와이파이존이 확대되고 있고 동시에 이런 전자파과민증 환자들이 발붙일 곳은 점점 사라지고 있다.

전자파는 턱관절 건강의 보이지 않는 적이다

턱관절 환자를 많이 접하다 보니 이런 이야기가 남의 나라 일만은 아니란 걸 체감한다. 우리 병원을 많이 찾아오는 특정 직업군이 있다. 육체노동을 하거나 몸을 많이 쓰는 운동선수라고 생각하겠지만 아니다. 턱관절로 고통받는 환자 중 눈에 띄는 직업군은 교사와 비행기 승무원이다. 교사야 수업하면서 턱을 혹사할 일이 많으니 그렇다 쳐도 대체 왜 승무원이 이렇게나 많은 것일까?

처음에는 장시간 중심을 잡고 서서 일하다 보니 몸에 무리가 와서 그런가 하고 생각했다. 그런데 비슷한 직종의 철도승무원이나 서서 일하는 생산직 종사자와는 다른 양상을 보인다. 오랜 고민과 연구 끝에 내가 내린 답은 전자파다. 전자파는 전기장치나 무선 장치로부터 방출되는 파동이다. 비행기 곳곳에서는 인체에 해로운 전자파가 방출되고 있다. 비행기의 레이더, 제트엔진, 조종실의 컴퓨터, 전자센서, 통신장비, 객실 곳곳에 펼쳐진 전기배선, 높은 레벨의 정전기에 이르기까지. 비행기 내에서 무작위로 취한 전자파 측정

치의 평균은 50밀리가우스mG를 넘는다고 한다. 이는 미국 환경보호청EPA이 안전하다고 하는 전자파 수준인 0.5~2.5밀리가우스의 20~100배나 되는 위험한 수준이다.

전자파는 턱관절에 악영향을 끼쳐 신진대사와 호르몬 순환을 방해하는 방식으로 각종 병증을 유발한다. 인공적인 전자파는 우리 몸에 흡수되면서 자연적인 전자파의 흐름을 차단하고 우리를 고립시킨다. 인간을 비롯한 모든 생물체는 자연적인 주파수에 맞춰 생활하도록 설계되어 있다. 그러니 인위적으로 만들어진 전자파에 의해 고립되는 것이 건강에 그다지 좋은 영향을 미칠 리 없다. 독소 물질이 신체 내부에 쌓임으로써 산소결핍이나 세포 부종, 이화 작용 호르몬 생산 등이 일어나게 된다. 이로써 인체는 외부의 병균에 취약해진다. 또한 근육의 질이 떨어지고 미세 수축이 일어난다. 그렇기에 턱관절 장애에 노출되기 쉽다.

그렇다면 전자파와 화학물질은 대체 어떻게 피해야 할까? 그 답을 알려주는 좋은 사례가 있다. 극심한 전자파과민증으로 신체의 균형은 물론이고 정신까지 피폐해져 하루하루 전자파와 전쟁을 치르며 살았던 40대 여성 환자 최은정(가명) 씨가 대표적인 사례다.

두 아들을 둔 평범한 주부였던 은정 씨가 전자파에 민감해진 것은 우리 병원을 찾기 13년 전이다. 큰 교통사고를 당한 뒤로 집에 들어오거나 차를 타면 머리가 찌릿찌릿하면서 전기가 느껴지는 증상이 나타났다. 처음에는 집에 문제가 있는 줄 알고 이사했는데 이사한 집에서도 마찬가지였다. 이후 전자파와 처절한 전쟁이 시작됐다.

"낮에는 전자파가 적은 곳으로 피해 다녔고 밤에는 전파가 적은 공원에서 잠을 청하기도 했어요. 커다란 중계기가 있는 곳은 최대한 피하고, 사람들이 많이 모여 스마트폰을 하는 곳에는 오래 있을 수도 없었어요."

당연히 은정 씨는 병원에서 각종 검진을 받았다. 하지만 돌아온 대답은 늘 같았다. 의사들은 은정 씨가 너무 예민해서 그렇다며 오히려 신경정신과 쪽 진료를 권했다.

"병원을 여기저기 다녀봐도 전자파에 대해 아는 의사는 없었고 저 같은 환자는 처음이라고만 하셨어요. 왜 저만 유독 이런 증상에 시달려야 하는지 답답했어요. 그러면서 몸과 마음은 점점 피할 곳도 의지할 곳도 없게 되었고, 남편과 가족들도 점점 지쳐갔어요."

은정 씨를 가장 힘들게 한 것은 몸으로 느끼는 통증보다 정신적인 문제였다. 스마트폰을 하거나 중계기가 있는 곳에 가면 몸이 쉽게 피곤해지고 온몸이 아프면서 심하면 숨을 쉴 수 없었다. 머리가 무겁고 찌릿찌릿하면서 어지럽고 균형감각이 떨어지면서 다리에 힘이 빠져 늘 피곤한 상태였다. 그러다 보니 사고력과 판단력이 떨어져 불안했고 자연스럽게 사람들을 피하게 됐다.

"잠자기 전에는 호흡이 안 될까 두려워 깊은 잠을 잘 수가 없었어요. 하루하루가 너무 힘들었어요."

은정 씨가 우리 병원을 찾은 것은 남편 덕분이었다. 남편은 우연히 비슷한 증상을 겪던 환자가 턱관절 교정 치료를 받고 좋아져 일상적인 생활을 한다는 글을 보고는 우리 병원에 한번 가볼 것을 제안한 것이다.

"처음엔 치과 문제가 아니라고 생각해서 남편의 말을 흘려들었어요."

은정 씨는 여러 차례 진료를 예약했다가 취소했다. 그런데 방문 첫날 내게 마음을 활짝 열었다. 자신의 증상에 이유가 있으며 나을 수 있다는 나의 말에 처음으로 희망을 느꼈다며 환하게 웃던 모습이 기억에 남는다.

예상했던 바이지만 은정 씨의 턱관절은 어긋나 있었다. 일단 교합안정위장치를 맞추고 잘못된 생활 습관을 차차 하나씩 바꿔가도록 했다. 그러면서 증상이 조금씩 개선됐다.

"처음엔 잘 몰랐는데 어느새 호흡이 길어졌더라고요. 그러고 나서는 깊은 생각도 가능해지고 감정 조절도 잘됐어요. 몸이 편안해지니 불안감이 줄어들어 마음도 편하고요. 요즘엔 잠도 잘 자요. 사람들과 만나서 식사도 하고요."

아직 완치된 건 아니지만 은정 씨는 지금도 예전의 건강하고 밝았던 자신으로 돌아갈 수 있다는 확신을 하고 전자파과민증과 싸우고 있다.

이 사례에서도 알 수 있듯이 전자파와 화학물질을 피하는 방법은 없다. 피할 수 없다면 전자파와 화학물질을 막을 수 있는 방어막을 우리 몸에 구축하거나 대응력을 키울 수밖에 없다. 우리 몸의 방어막은 몸의 균형이 잡혀야 만들어지고 몸의 균형은 턱의 균형에서 시작한다. 우리가 턱관절에 주목해야 하는 이유가 바로 여기에 있다.

몸만 수면하지 말고 전자파도 잠재워야 한다. 우리 몸은 잠을 자면 회복을 한다. 이때 회복에 방해되는 전자파를 잘 때는 꼭 잠재워야 한다. 비행기 모드는 필수이고 와이파이 공유기도 끄면 금상첨화다.

개인맞춤 교합안정위장치와 치약을 개발하다

이쯤에서 치과의사가 뭐 하러 신발을 바꿔라 말아라 참견하냐고 반문할지도 모르겠다. 글쎄 어쩌다 여기까지 온 걸까. 이것저것 아무리 멋진 말을 가져다 붙이려고 궁리해도 답은 오직 하나다. 언제나 나를 움직이는 것은 환자들의 간절한 눈빛이다. 그러다 보니 엉뚱한 일도 하게 됐다. 어느 틈엔가 내가 치약을 만들고 있는 게 아닌가.

처음에는 턱관절 치료 장치와 종합적 관리 치료로 턱관절 균형 치료를 진행하였다. 그런데 몇몇 환자들이 "칫솔질하면 턱이 아프고 두통이 생겨요."라며 증상을 호소했다. 당연히 치료 중에는 아플 수 있다고 설명해드리고 치료를 진행했다. 하지만 근육의 균형도 잘 맞고 턱관절의 상태도 괜찮아지고 난 후에도 같은 증상을 호소하는 환자들이 있었다.

칫솔질할 때 사용하는 치약에 문제가 있다고 판단하여 치약 없이 칫솔질하게 했고 증상을 호소하던 사람들의 증상이 없어지기 시작했다. 그래서 치약에 대해 고민하기 시작하였고 새로운 치약을 개발하기에 나섰다. 치약을 사용하는 이유가 무엇인지와 같은 근원적인 문제부터 시작했다. 칫솔질은 기본적으로 칫솔의 마찰력으로 치아를 닦아 세균을 물리적으로 제거하는 방법이다. 그래서 치약은 칫솔질할 때 마찰력을 높여주기 위한 화학적 계면활성제를 사용하고 있다.

또한 많은 화학약품이 포함되어 제작된다. '양치할 때 이러한 화학약품이 무슨 상관이 있지? 물로 헹궈 다 배출되는데.'라고 생각할 수 있지만 그렇지 않다. 요즘에는 심장 스텐트 시술이 보편화됐지만 예전에는 협심증이나 만성심부전을 앓는 환자들은 꼭 나이트로글리세린을 응급약으로 가지고 다녔다. 이 약은 정맥을 확장시켜 심장의 압력을 낮추는 효과가 있고 목구멍으로 삼키는 게 아닌 혀 밑에 놓아 녹여서 복용했다. 그 이유는 혀 밑은 바로 점막층이라 바로 혈관과 이어져 있어 약을 혀 밑에 놓는 것만으로도 약이 몸으로 아주 빨리 흡수되기 때문이다. 입안 점막이 얼마나 외부 물질에 취약한지 보여주는 좋은 예일 것이다. 매일 하는 칫솔질에 드는 치약이 계속 몸에 쌓이는 것이다. 입안을 교란하는 화학성분을 포함하고 있는 치약을 계속 사용하면 몸속에 화학성분을 계속 쌓는다는 말이다.

그렇다면 입안을 교란하는 화학성분 없이 치약을 개발하면 되지 않을까 생각하여 자연 유래 성분 위주로 치약을 제작하기 시작했다. 오랜 고민과 연구 끝에 고대 아유르베다에서 나온 치유법인 오일풀링 개념을 포함시켰다. 오일풀링은 식물성 오일로 입 안을 헹

구고 나서 가글하듯 뱉어내는 방법이다. 우리 구강 속 세균과 독소는 기름 성분으로 되어 있어 물에는 잘 씻기지 않는데 식물성 기름으로 구강 내 노폐물과 독소를 흡착해 유해균을 제거하고 독소를 배출하는 원리이다. 실제 2015년 국내에서 발표된 한 논문에 따르면 해바라기씨유로 매일 기상 직후 공복 상태에서 오일풀링을 하도록 한 결과 치면세균막 지수가 실험 3주 후 35% 감소했고 구강 내 미생물의 운동성 또한 유의미하게 감소했다. 오일풀링이 구강건강을 증진하는 구강 위생관리의 보조적인 방법으로 유효함을 입증하였다. 또한 턱관절 환자들은 입을 오래 벌리는 것을 부담스러워한다. 마음을 놓고 칫솔질할 수도 없다.

구강 내 질환은 기본적으로 구강 내 세균총(구강 내 세균생태계)에서 기인한다. 충치를 유발하는 뮤탄스균, 잇몸질환을 유발하는 진지발리스균, 치태를 유발하는 고도니균 등의 세균이 줄어들거나 없으면 구강 내 질환을 예방할 수 있다. 유해한 세균은 줄이고 유익한 균을 살리는 구강 내 생태계를 복원하는 치약을 개발해야겠다고 생각했다.

그래서 구강 내 생태계를 복원하는 포퓰러를 제작하기 위해 3년 반 동안 매진했다. 결국 세균을 닦아낸다는 패러다임에서 구강 내 생태계를 복원한다는 패러다임으로 변화시킨 새로운 개념의 치약을 발명했다. 유해한 화학적 성분을 철저히 배제하여 치약으로 인한 독소작용이 없다. 구강건강뿐 아니라 전신에도 건강한 치약이다.

턱관절 환자분들은 이 치약을 사용한 뒤 구내염, 입 안의 상처, 구순포진이 회복되는 효과가 있다고 간증하였다. 이러한 질환으로 고생해본 사람들은 알겠지만 1센티미터도 안 되는 작은 궤양으로 인한 통증이 온몸을 지배하기도 한다. 짧게는 일주일에서 길게는 보름 넘게 음식을 먹거나 양치할 때마다 눈물이 찔끔 날 정도의 고통을 겪는다. 통증이 심할 때는 말하는 것조차 고역이다. 약을 바르면 되지 않냐고 하겠지만 심한 환자들은 약을 발라도 잘 낫지 않는다며 고통을 호소한다. 잦은 구내염으로 고생하는 나의 한 지인은 "구내염이 죽을병이 아니라서 그런지 특효약이 안 나오는 것 같다."라며 한탄하기도 했다.

오일성분이 구강점막층을 보호해주어 세균이 침투하지 못하게 하고 치아를 포함한 구강 내의 세균의 수가 줄어들어 이러한 질환들이 예방된다. 이 치약을 꾸준히 사용한 분들은 다 알 것이다. "구내염의 빈도가 줄었어요. 상처가 빨리 회복돼요. 통증이 많이 줄었어요." 현재도 자주 듣는 이야기다. 제품을 사용한 사람들의 후기를 읽을 때마다 고생한 보람이 느껴진다. 이런 기분 때문에 기업인과 연구자들이 그렇게도 신제품개발에 목을 매는 것 아닐까.

책의 서두에서 품었던 의문은 어느 정도 해소됐을 것이다. 대체로 문치과 병원 진료실에서 무슨 일이 벌어지길래 환자들이 울면서 들어왔다가 웃으면서 나가는지 어느 정도 이해가 됐을 것이다. 그렇게 되기까지 치료하는 과정은 전적으로 환자와 의사의 상호작용에 있었다는 점을 강조해 두고 싶다. 나으려는 환자들의 의지가 좋은 결과를 만들어냈다고 감히 이야기할 수 있다.

3
펜타곤 제3법칙은 음식이다

몸에 맞는 건강한 편식을 하라

음식을 골고루 먹는 게 좋을까? 가려 먹는 게 좋을까?

가장 좋은 것은 '자기 몸에 맞는 음식을 가려 먹는 것과 골고루 먹는 것'이다. 우리 주변에는 이 어려운 문제를 스스로 푼 사람들도 많다. 우유만 먹으면 설사를 하는 유당불내증이 있는 사람은 우유를 마시지 않을 뿐 아니라 우유 성분이 들어간 제품도 멀리한다. 아메리카노는 마시지만 카페라테는 마시지 않는다. 특정 음식에 두드러기가 일어나는 알레르기 환자들도 마찬가지다. 모두 생존을 위한 반응이다.

예전에 캐나다의 열다섯 살 소녀가 남자친구와 키스한 며칠 뒤에 사망했던 사고가 있었다. 사망 원인은 땅콩 알레르기였다. 남자

친구가 키스하기 전에 땅콩버터가 들어간 스낵을 먹은 게 원인이었다. 이런 안타까운 사건이 발생하는데도 아직 땅콩 알레르기의 원인은 과학적으로 규명되지 않았다.

다른 사람에게는 평범한 일상이겠지만 유독 자신에게는 다른 반응을 보이는 음식, 다른 사람에게 맞는 음식일 수 있지만 내게는 맞지 않는 음식을 가려내는 것만으로도 우리 건강은 이전보다 훨씬 더 좋아질 수 있다. 이것은 내 주장이 아니라 2024년 기준 의학계에서 통용되고 있는 상식이다.

하지만 모든 음식이 명확하게 우리에게 정답을 알려주지는 않는다. 그래서 많은 사람이 적당한 선에서 타협한다. 밀가루 음식을 먹으면 속이 더부룩한데도 소화제를 먹어가며 계속 먹는다. 맥주를 마시면 다음 날 컨디션이 좋지 않은데도 알싸한 그 맛을 놓칠 수 없어 밤마다 냉장고 문을 연다.

물론 그 맘을 이해 못 하는 바는 아니다. 맛있는 걸 먹겠다는 건 인간의 가장 원초적 욕망이다. 그 욕망을 포기하라는 말이 아니다. 다만 어떤 음식을 먹느냐에 따라 우리 건강이 좌우된다는 것은 변하지 않는 사실인 것만은 분명히 알아두었으면 한다. 그래서 한편으론 골고루 먹으라는 잔소리가 절반은 맞고 절반은 틀릴 수 있다. 민감한 사람들처럼 가려 먹기 힘들다면 골고루 먹어서 나쁜 음식을 좋은 음식의 성분으로 상쇄하는 것은 좋은 절충안일 수 있다.

요즘 소비 트렌드를 나타내는 '평균 실종'이라는 말이 있다. 매년 우리 사회의 트렌드를 날카롭게 짚어내는 『트렌드 코리아 2023』

이 평균 실종을 2023년을 설명하는 첫 번째 키워드로 내놓았다. 평균 주변에 사람이 몰리고 중심에서 멀어질수록 빈도가 줄어드는 정규분포의 개념이 무너진 시대라는 뜻이다. 개성을 중시하는 요즘 세대의 소비 트렌드를 반영한 것이다. 건강관리에도 이런 개념이 더 빨리 도입되었으면 하는 것이 나의 바람이다. TV에 나온 의사가 추천하는 영양제나 음식이 모두에게 정답일 수는 없다. 음식과 마찬가지로 누구에게나 좋은 평균적인 영양제란 있을 수 없다. 정답은 의사나 약사가 아니라 내 몸에 있다.

어쨌든 이 책을 읽는 독자라면 한 번쯤 내가 먹고 있는 음식이 내게 '독'인지 '득'인지를 가려보길 권한다.

와인 속 미세한 성분이 알레르기를 일으킨다

우리 병원을 찾은 환자 중에 '음식 가려 먹기'에 능동적인 자세를 보여 내게 큰 깨달음을 준 똑똑한 환자가 한 명 있다. 소화 장애로 고민하던 환자였다. 여느 진료일처럼 그날도 일상 얘기를 나누었는데 환자가 문득 이런 말을 했다.

"예전에 미국에 간 적이 있었는데요. 유명한 와인숍 직원이 포도주 숙성 과정에서 '설파이트'가 나올 수 있고 하더라고요. 그런데 그 와인을 먹고 몸이 좋지 않았어요. 그 후에는 음식이나 물건을 살 때 설파이트가 들어 있는지 꼭 확인하게 되더라고요."

"설파이트요? 저도 음식 공부 좀 했는데 처음 들어보는데요."

"네. 저도 사실 그때 처음 들었어요. 설파이트는 다른 말로 아황산염이라고도 해요. 인터넷 사이트에서 검색해보니 이 성분 때문에 고통받는 환자들이 생각보다 많더라고요."

참으로 고마운 일이다. 이 환자에게 힌트를 얻은 나는 당장 그날부터 설파이트sulfite에 대해 알아보았다. 설파이트는 와인 등의 특정 음식에서 자연적으로 발생하는 방부제 물질이라고 보면 된다. 설파이트가 생성되는 음식은 색깔이 오래 지속되고 잘 상하지 않는다. 이와 같은 특성 때문에 설파이트는 방부제, 색소, 산화방지제의 재료로 많이 사용된다.

대부분 사람은 설파이트가 문제가 되지 않는다. 하지만 신체에 효소가 부족하거나 설파이트에 민감한 사람은 설파이트가 들어간 음식을 먹으면 소화하지 못한다. 설파이트 알레르기가 있는 사람은 대부분 호흡곤란을 겪는다. 그 외에도 얼굴이 상기되거나 입술이나 혀가 붓고 까닭 없이 불안이나 스트레스를 느끼거나 근육에 경련이 이는 등의 다양한 증상이 있다.

상황이 이런데도 아직 설파이트에 민감한 사람들을 위한 치료법은 발견되지 않았다. 다른 음식 알레르기도 상황은 마찬가지다. 자신에게 독이 되는 음식이나 성분을 피하는 수밖에 없다.

여기까지 읽고도 '그냥 이렇게 실컷 먹고 살다가 죽겠다.'라고 생각한다면 나도 어쩔 수 없다. 하지만 음식을 가려 먹음으로써 건강을 되찾은 환자의 이야기를 듣는다면 생각이 조금은 달라질 것이다.

안 좋은 음식이 턱관절 장애를 일으킨다

30대 여성인 김은정(가명) 씨는 턱관절 장애보다는 섭식장애가 아닌가 싶을 정도로 음식 섭취에 어려움을 겪고 있었다. 물론 턱관절 장애로 병원을 찾았지만 음식 문제까지 더해져서 턱 교합 상태에 비해 증상이 심한 상태였다.

"얼마 전 체중이 갑자기 많이 빠졌어요. 주변에서 갑상선 질환이 아니냐고 의심할 정도예요. 처음엔 그냥 머리가 좀 무겁고 목을 가누기 힘든 정도라 별거 아니라고 생각했는데, 이제는 음식을 조금만 먹어도 구토가 나와요."

어렵게 털어놓은 은정 씨의 증상은 심상치가 않았다. 음식을 입에 대지 못하니 영양분을 얻지 못해 몸이 축 늘어졌다. 증상이 생긴 지 3년 사이에 몸무게가 10킬로그램이나 줄어 몸이 허약해질 대로 허약해진 상태였다. 상황이 이런데도 은정 씨를 괴롭힌 것은 먹고 싶은 음식이 너무나도 많다는 사실이었다.

"일단 먹고 싶으면 그걸 참을 수가 없어요. 그래서 먹고 토하는 방법을 선택했어요. 이젠 뭘 먹기만 해도 미리 토할 준비를 하고 있으니 자괴감이 들어요."

평생 섭식장애를 겪으며 고통 속에서 살아야 한다는 불안으로 가득한 은정 씨를 우선은 안심시켜야 했다.

"턱관절이 약간만 틀어져도 식도나 갑상선을 자극할 수 있어요. 아마 그래서 섭식에 장애가 생긴 것 같은데 턱관절 치료를 받으면 증세가 훨씬 나아질 거예요."

"정말요? 턱관절 장애 때문에 섭식장애가 왔다고는 전혀 생각하지 못했어요. 정신적으로 문제가 생긴 건 아닌지 걱정하고 있었는데."

몸에 무리가 갈 정도의 식탐이 아니라면 대부분은 나쁠 건 없다. 그러나 몸 상태가 좋지 않은 상황에서 자기에게 맞지 않는 음식을 계속 섭취하면 증상이 악화할 수밖에 없다.

"당분간 제가 추천하는 음식만 먹을 수 있겠어요?"

몇 초 정도 눈을 끔뻑끔뻑하며 시간을 끌던 김은정 씨는 입을 꽉 물고 고개를 끄덕였다.

"절 한 번 믿어보세요. 밑져야 본전 아닙니까?"

은정 씨의 의심의 눈초리가 믿음으로 바뀌기까지 그리 오랜 시간이 걸리지 않았다. 효과가 있다는 것을 안 후에는 자청해서 먼저 연락을 해왔다.

"원장님, 오늘 모임이 있는데 해산물을 먹게 될 거 같아요. 먹어도 될까요?"

내가 도사나 점쟁이라서 잘 맞추는 게 아니다. 이 글을 읽는 독자들도 얼마든지 김은정 환자처럼 건강을 되찾을 수 있다. 원리는 간단하다. 천천히 기억을 되짚어보자. 어떤 음식을 먹고 체했다거나 구토했다거나 급격하게 몸 상태가 나빠졌던 기억 하나씩은 있을 것이다. 몸이 그 음식을 본능적으로 회피하는 것이다.

반대의 경우도 있다. 뭔가가 갑자기 먹고 싶을 때가 있다. 갑자기 매운 음식을 먹고 싶은 날이 있고 단것이 당기는 날이 있다. 이 경우 십중팔구는 스트레스를 받은 상태다. 매운 것을 먹으면 입속 통각이 자극받아 잠시 통증을 느낀다. 이때 우리 몸은 그 통증을 이겨내기 위해 '베타 엔도르핀'이란 진통 물질을 분비한다. 이 베타 엔도르핀은 우리가 흔히 먹는 진통제의 200배 정도 효능을 발휘하는 물질이다. 매운 걸 먹으니 나른하며 행복감이 드는 이유가 여기에 있다. 갑자기 고기가 먹고 싶어지는 건 몸에 철분과 아연이 결핍돼 이를 보충해달라는 신호다. 철분은 면역기능에 중요한 역할을 한다. 아연은 세포 분할에 관여하고 건강한 피부와 머리털을 유지해준다. 단것이 당길 때는 크롬이 부족하다는 신호다. 크롬은 핏속 포도당을 흡입해 체세포에 쉽게 공급되도록 한다. 다시 말해 일정한 혈당치를 유지하는 역할을 한다.

이 모든 건 우리 몸이 균형을 찾기 위해 보내는 신호다. 여기서 중요한 건 우리가 우리 몸을 알고 우리 몸에 맞는 음식을 찾아서 먹거나 피해야 한다는 것이다. 한 가지만 기억하자.

"원래 건강한 사람이라면 음식을 골고루 먹어도 좋다. 하지만 음식에 민감한 사람은 자신에게 맞는 음식을 가려서 먹어야 한다."

몸에 맞지 않는 영양제는 오히려 독이 된다

음식 못지않게 턱관절 장애 환자가 가려서 먹어야 할 것이 바로 영양제다. 얼마 전 TV 예능 프로그램에 출연한 한 젊은 남자 가수가 아침에 눈을 뜨자마자 영양제 10종을 먹고 외출할 때 또 다른 영양제를 챙기는 모습이 전파를 탔다. 그 모습을 보고 있자니 내 배가 다 부를 지경이었다.

비단 이 가수의 이야기가 아니다. 질병을 치료하는 시대에서 스스로 질병을 예측해 예방하는 셀프메디피케이션self-medication 시대가 열리면서 많은 사람이 아침마다 몸에 좋다는 영양제를 한 움큼씩 털어넣는다. 각종 비타민에서부터 오메가3, 칼슘제, 루테인, 글루코사민, 콜라겐, 유산균, 셀레늄에 이르기까지 먹어야 할 것 천지다. 건강기능식품은 약과 달리 약사나 의사 등 전문가와 상담한 후 사는 경우가 드물다. 대개는 자신에게 필요한 영양소가 무엇인지 정확하게 파악하지 않고 남들이 먹으니까, TV에서 좋다고 하니까 묻지도 따지지도 않고 사들인다.

그러나 영양제를 많이 먹는다고 해서 반드시 몸에 득이 되는 것은 아니다. 개인이 필요로 하는 영양소는 식생활은 물론이고 유전적 요인과 생활 습관에 따라 제각각이다. 건강에 평균이란 있을 수 없기 때문이다.

내 몸에 부족하지 않은 영양소를 과잉 섭취하면 오히려 독이 될 수 있다. 비타민A를 과잉 섭취하면 구토나 어지럼증을 일으키고 심할 경우 태아 기형을 가져올 수도 있다. 질병관리청 국가건강정보 포털에서는 간 기능이 나쁘거나 음주를 많이 하면 비타민A의 독성이 생길 위험성이 크다고 경고하고 있다. 많은 사람이 섭취하는 오메가3도 소염진통제나 아스피린 등의 약물을 복용 중이라면 출혈 위험이 커질 수 있다는 연구 보고가 있다.

영양제 과다 섭취를 막기 위해 여러 기업에서 인공지능AI 등의 최신 기술을 이용해 개인의 건강 상태, 유전자 정보, 생활 습관에 맞게 필요한 건강기능식품만 잘게 나눠서 판매하는 맞춤형 영양제 솔루션이 나오고 있다고 하니 다행스러운 일이다.

의학계에서도 영양유전학이 발달하며 유전자 검사를 통해 개인의 특정 영양소 결핍을 알아낼 수 있게 됐다. 만성피로, 통증, 수면장애, 스트레스로 인한 다양한 증상을 진단하고 노화호르몬검사, NK세포활성도검사 등 다양한 검사를 통해 개인의 유전체를 파악해 '맞춤 영양'을 처방함으로써 질병을 예방하고 치료한다.

턱관절 장애 환자라면 영양제 섭취를 더 신중히 해야 한다. 눈에 보이는 독소와 눈에 보이지 않는 전자파와 같은 독소들이 온종일 우리 곁에서 우리 몸을 좀먹고 있다. 그런데 여기에 영양제 독소까지 공격한다면 신체 에너지 흐름을 조절하는 중추인 턱관절에 치명적 악영향을 끼칠 수 있다.

실제로 영양제를 잘못 먹어 치료 과정에서 애를 먹는 경우가 많다. 멀리 수원에서 우리 병원에 다닌 60대 여성 박진아 씨(가명)도 그중 한 명이다. 턱관절 장애 치료와 임플란트 치료를 병행했던 진아 씨는 치료 예후가 상당히 좋았다. 그런데 어느 날 안색이 어두워져서 진료실을 들어섰다.

"선생님, 손주를 돌봐서 그런지 턱이 다시 아프기 시작했어요."

"그러게요. 안색이 안 좋으시네요. 손주를 언제부터 보기 시작하셨는데요?"

"본 지야 오래됐죠. 그런데 한 달 전에 이집트에 다녀오고 나서 조금씩 컨디션이 안 좋아지더니 요즘엔 몸이 천근만근이에요. 여독 때문인가 싶었는데 시간이 지나도 회복이 되지 않아요. 좋다는 음식이랑 영양제를 먹어도 효과가 없으니 무슨 일인지 모르겠어요."

장기간의 여행으로 인한 여독일 수도 있겠지만 그 여파가 한 달 넘게 이어진다면 뭔가 환자 주변에 변화가 생겼을 가능성이 크다.

"이집트에서 따로 사 온 게 있어요?"

"아뇨, 현지에서 사 온 건 없고 면세점에서 영양제를 좀 샀어요. 요즘 친구들이 콜라겐을 많이 먹기에 저도 좋다는 걸로 하나 샀어요. 손주를 돌보고 나서는 부쩍 늙은 거 같아서요. 그런데 그게 왜요?"

역시 범인은 영양제였다.

"콜라겐 때문일 수 있겠는데요. 콜라겐 성분이 다양해요. 어쩌면 그 성분이 환자랑 안 맞을 수 있어요. 집에 가서 제품 뒷면 성분표를 찍어서 보내주시겠어요?"

피부 탄력을 지키고 몸의 노화를 예방하기 위해 여성들이 주로 섭취하는 콜라겐은 종류가 다양하다. 소, 돼지, 닭 등 동물에서 얻는 동물성 콜라겐, 생선으로 만든 피시 콜라겐, 식물에서 추출한 콜라겐 등이 있다. 그런데 돼지가 체질에 안 맞는데 그 성분이 들어 있는 콜라겐을 섭취하면 당연히 몸에 독이 될 수밖에 없다.

아니나 다를까 진아 씨가 찍어서 보내준 성분표를 보니 환자의 체질과 잘 맞지 않는 닭을 주요 성분으로 한 콜라겐이었다. 이후 생선 성분으로 만든 콜라겐으로 바꾸고 나서 다시 예전 상태로 되돌아갔다.

콜라겐과 마찬가지로 요즘 많은 사람이 섭취하는 오메가3나 유산균도 잘 알고 먹어야 한다. 실제로 몸에 맞지 않는 오메가3를 섭취해 임플란트 치료 과정에서 잇몸염증으로 고생한 환자도 있었다. 평소 문제가 없다가 갑자기 소화가 잘되지 않고 속이 더부룩하다는 환자 중 영양제가 원인인 경우도 드물지 않다. 그러니 영양제를 먹고자 한다면 몸 상태를 잘 살펴야 한다. 의사나 약사의 말이 아니라 영양제를 먹은 이후의 컨디션을 면밀하게 살펴 자신에게 맞는 성분을 잘 찾아야 한다.

의식동원이라는 말이 있다. '의약과 음식은 근원이 같다.'라는 뜻이다. 한의학은 체질식이 있고 인도 의학도 체질별 음식 분류법이 있다. 서양의학은 영양학적인 관점에서 접근한다. 의학적 관점에 따라 접근방법이 각각 상이하고 장단점이 있다. 턱관절 장애 치료의 관점에서 보면 디톡스가 중요하다. 먹는 것도 중요하지만 배출하는 것이 더 중요하다. 몸이 깨끗하게 되면 턱관절 질환 예방도 되고 장기치료의 효율성 및 안정성도 좋아진다.

4
펜타곤 제4법칙은 스트레스 디톡스다

스트레스가 턱관절 장애의 악순환을 가져온다

우리나라 사람들이 가장 많이 사용하는 한국어 1위는 '엄마'고 외래어 1위는 '스트레스'라고 한다. 그야말로 현대 사회는 스트레스 사회라 해도 과언이 아닐 것이다. 스트레스는 인간의 모든 삶의 영역에 존재한다. 사실상 그 누구도 스트레스를 피할 수 없다.

뇌과학이 발달하기 전에는 스트레스가 단순히 정신적인 압박 상태로만 알려져 있었다. 하지만 이후 발달한 과학기술 덕분에 스트레스를 받으면 우리 몸에서 스트레스 호르몬이라 불리는 코르티솔이 분비되어 직접적 영향을 준다는 사실이 밝혀졌다. 코르티솔은 위험한 상황이나 빠르게 일을 처리해야 하는 상황에서 긍정적 역할을 하기도 한다. 스포츠 경기에서 선수들은 압박감으로 인해 엄청난 스트레스를 받지만 그 덕분에 초월적 힘을 발휘해 좋은 성적을 내기도 한다. 하지만 이 호르몬이 지속해서 과도하게 분비되면 불면증, 식욕 저하, 우울감 등을 초래할 수 있다. 이런 증상은 현대인이라면 대부분 느껴봤을 것이다.

당연히 턱관절 장애 환자는 스트레스에도 일반인보다 취약할 수밖에 없다. 스트레스는 턱관절 주변 근육을 과도하게 긴장시킨다. 근육이 긴장하면 무의식중에 턱관절에 힘을 주게 되고 자신도 모르는 사이에 이를 악물거나 이갈이를 하기도 한다. 이런 자극이 턱관절에 계속 가해지면 턱과 척추를 연결하는 신경을 자극해 두통을 유발하는 등 턱관절 장애 증상을 일으킬 수 있다.

25년간 진료실에서 봐온 환자들은 대개 스트레스에 취약한 특성을 보인다. 우리 몸의 에너지 흐름과 근육의 균형의 90% 이상을 담당하는 턱관절이 스트레스를 받으면 에너지 흐름이 막히고 몸의 방어 능력이 무너진다. 그래서 몸이 아프면 멘탈이 더 쉽게 무너진다. 스트레스가 몸을 무너뜨리고 허약해진 몸이 멘탈을 흔드는 악순환의 고리가 만들어진다.

육체와 정신은 서로 영향을 주고받는다. 그 원인이 감정적이든 육체적이든 정신적이든 간에 외부 요인을 제거해 스트레스로 인해 발생하는 정신과 육체의 악순환 고리를 끊는 것이 치료의 핵심 목표다. 턱관절 균형을 회복하고 육체적인 안정성을 높여서 스트레스에 대한 내성을 높이고 긍정적인 사고를 유도해야 한다. 그래서 스트레스의 역치를 높이는 것이 치료의 포인트이다. 이것이 펜타곤의

네 번째 꼭짓점인 '스트레스 디톡스'다.

스트레스가 턱관절 장애에 영향을 미친다

스트레스가 만병의 근원인 것은 주지의 사실이다. 이는 수사적 표현이 아니라 현실을 반영한 말이다. 질병관리청의 의학 정보에 따르면 내과 입원 환자의 70% 정도가 스트레스와 연관되어 있다는 연구 결과가 있다. 긴장성 두통과 같은 근골격계 질환, 과민성 대장증후군과 같은 위장관계 질환, 고혈압과 같은 심혈관계 질환은 스트레스가 직접적 원인 중 하나로 지목되고 있다. 더욱이 마음의 병이라 할 수 있는 정신과 질환도 스트레스와 뗄 수 없는 관계에 있다. 그야말로 스트레스가 우리 삶을 지배하고 있다.

스트레스는 우리 몸을 힘들게 한다. 몸이 아프면 정신이 피폐해지고 피폐해진 정신은 다시 육체를 괴롭힌다. 악순환의 고리다. 이것은 우리 몸의 에너지 흐름과 연관 지어 설명할 수 있다. 우리 몸의 상태는 세 가지 중 한 가지 상태에 있다. 균형 잡힌 상태, 스트레스를 받은 상태, 받은 스트레스를 해소해 균형 잡힌 상태로 되돌리기 위한 힐링 상태가 그것이다. 이 세 가지 상태 모두 에너지를 소비한다. 그중에서도 특히 스트레스를 받은 상태에서는 다시 균형 잡힌 상태로 되돌리기 위해 우리 몸은 엄청난 에너지를 소비하게 된다.

스트레스와 연관성이 높은 여드름을 예로 들어보자. 스트레스를 받으면 스트레스 호르몬인 코르티솔이 분비되기 시작한다. 이 코르티솔은 피지 분비량에 관계하는 안드로겐 분비를 촉진하여 그 결과 여드름이 생긴다. 얼굴에 여드름이 올라오면 다시 스트레스를 받게 되고 그러면 또다시 코르티솔이 분비되는 악순환이 반복된다.

그런데 똑같이 스트레스를 받더라도 건강한 사람은 쉽게 털어내지만 그렇지 못한 사람은 쉽게 해소하지 못한다. 몸의 에너지 흐름이 원활하지 않기 때문이다. 틀어진 턱에 에너지를 소모하는 턱관절 환자도 예외가 아니다.

스트레스와 턱관절 장애의 연관성에 관한 흥미로운 통계가 있다. 2022년 건강보험심사평가원이 발표한 따르면 2021년 20~30대 턱관절 장애 환자는 총 21만 8,354명으로 전체 환자의 44%를 차지했다. 이 나이라면 주로 사회생활 초년생이다. 이들이 얼마나 스트레스에 취약한지, 더 나아가 스트레스가 턱관절에 얼마나 악영향을 미치는지를 보여주는 수치다.

앞서 전신치의학을 설명한 부분에서 소개했던 알 폰더 박사는 스트레스와 턱관절 장애 환자의 증상에 관해 오랜 연구 결과를 발표했다. 그는 "치아에 불편한 문제가 발생하면 그로 인해 생긴 스트레스가 각종 전신질환과 만성통증을 유발한다."라고 밝히면서 이를 치아성 스트레스 원인 증후군DDS, Dental Distress Syndrome이라고 명명했다. 그는 턱관절 장애 환자를 대상으로 모든 질병을 조사한 결과 여성의 99%와 남성의 47%가 두통을 겪고 있었다. 또 피부건조증 93%, 목과 어깨의 통증 97%, 우울증 97%를 앓고 있었다고 보고했다. 이는 일반 다른 환자의 수치보다 월등히 높은 것으로 턱관절 장애가 스트레스성 질환에 큰 영향을 미치고 있음을 보여준다.

턱관절의 균형을 맞춤과 동시에 마음의 균형도 맞춘다

스트레스가 턱관절 장애에 미치는 악영향을 여실하게 보여준 환자로 이지희(가명) 씨와 신정민(가명) 씨가 있다. 지희 씨는 처음 병원에 들어섰을 때부터 굉장히 신경질적으로 반응했다. 병원을 처음 방문하는 이들이 으레 작성하기 마련인 설문지 때문이었다.
"아니, 왜 이런 것까지 알려고 하는 거예요?"
특히 지희 씨를 불쾌하게 만든 것은 설문지에 적힌 내용 대부분이 지희 씨가 겪고 있는 증상이란 점이었다. 지희 씨는 평소 조금만 움직여도 너무나 빠르게 지쳤다. 그리고 조금만 스트레스를 받아도 심장이 쿵쿵 아프게 뛴다고 했다. 나는 화가 난 듯 보이는 지희 씨를 달래기 위해 차분하게 설명을 이어갔다.
"턱관절에 이상이 생기면 우리 몸의 균형이 흐트러지고 그러면 외부 자극에 대한 방어력도 떨어질 수밖에 없어요. 그러니 환자분처럼 몸에 피로가 쌓이면 약간의 움직임으로도 빠르게 몸이 지칠 수 있어요. 이 정도 증상이면 그동안 일상생활이 아주 힘들었겠어요."
그다음 놀란 것은 나였다. 화난 듯 듣고 있던 지희 씨가 갑자기 눈물을 보인 것이다.

"지금까지는 제가 아프단 사실을 아무도 믿어주지 않았는데……. 원장님이 처음이에요."

지희 씨를 설득해서 병원에 데리고 온 어머니도 옆에서 덩달아 눈시울이 붉어졌다.

"얘가 이렇게 힘든 줄 정말 몰랐어요. 어휴, 더 일찍 병원에 데려왔어야 하는데 어미가 못나서 자식을 고생시켰어요."

지희 씨는 턱을 다친 적은 없다고 했다. 그러나 내게 마음을 열고 술술 풀어낸 이야기를 듣고 무엇이 이토록 힘들게 했는지 알게 됐다.

지희 씨는 몇 해 전 유학을 다녀온 적이 있다고 했다. 낯선 환경에서 생활하면서 교우관계 등으로 받은 스트레스가 심했다. 그때부터 몸이 물먹은 솜처럼 축축 늘어지기 일쑤였다고 했다. 그냥 피곤한 것과는 비교도 할 수 없을 만큼 기력이 달려 예정보다 일찍 귀국하게 되었는데 더 큰 문제가 닥쳤다. 바로 강압적인 성격의 아버지였다. 딸이 겉으로 보기에는 아무런 증상이 없었기에 아버지는 딸이 엄살을 부린다고 생각해 계속 딸을 닦달했다. 극도로 예민해진 상태에서 앓은 우울증과 무기력증으로 정신적, 육체적 한계에 달한 상황이었다.

고등학교 일 학년 때 맞이한 여름에 신정민 씨는 치아교정을 시작하였다. 치료를 시작하고 1년 반 정도 지난 시점에서 턱에서 소리가 나기 시작하였고 턱 통증이 생기며 호흡이 불편해지기 시작했다. 교정과에서는 일시적으로 그럴 수 있으니 지켜보자고 하였다.

교정이 끝나고도 이러한 증상이 지속적으로 있어서 여러 병원을 돌며 치료를 받았다. 치아교정 중 이러한 증상이 생겼기에 치아교정의 부작용이라고 생각했다. 그래서 다시 교정하는 것으로 부작용을 해결해야 한다고 생각해 치아교정 전문 병원을 찾아다녔다. 교합 조정도 받고 치아 재교정도 받았다. 그런데 점점 통증이 전신으로 번지는 것 아닌가.

어깨 작열감, 골반 틀어짐, 갈비뼈 통증, 말더듬증, 발음 새는 현상, 바람이 들어가면 눈이 시린 현상 등이 생겼다. 증상들이 갑자기 심해졌다가 좋아지기를 반복했기 때문에 감정 기복이 심해졌으며 일상생활에 지장이 생겼다. 학업을 이어갈 수도 없었고 동년배들이 하는 일을 아무것도 할 수 없었다. 현실을 살아가기도 너무 벅찬 나머지 미래를 준비하기 어려웠다.

계속 여러 병원을 전전하며 다니다 보니 비용과 시간 소요도 컸다. 어떤 병원에 가도 명확하게 어떤 질환인지 어떤 질병인지 진단되지 않았다. "특별한 문제 없습니다."라고만 병원에서 이야기하니 증상은 있는데 병은 없는 상태였다.

긴 병에 효자 없다는 말이 있다. 가족들도 "병은 없다고 하는데 꾀병이 아니냐?" "다들 괜찮다는데 왜 그러느냐?"라고 물어보기 시작했다. 점점 무인도에 갇힌 느낌이 들었다. 이게 가장 큰 스트레스였다.

그러다 턱관절 장애에 대한 정보를 알게 되어 문치과에 방문하여 치료를 진행하였다. 알고 보니 이 환자는 턱관절의 불균형이 많이 진행된 환자였다. 턱관절의 불균형이 있을 때 치아교정을 하게 되면 틀어져 있는 상태에 맞춰 교합을 정렬하기 때문에 위와 같은 증상이 생길 수도 있다.

턱관절 균형 치료를 통해 신정민 씨는 점차 미래를 생각할 수 있는 일상을 회복하였다. 위 두 가지 사례로 비춰볼 때 스트레스로 인해 턱관절 장애가 생기기도 하지만 턱관절 장애 때문에 스트레스를 많이 받기도 한다는 것을 알 수 있다. 자신의 병에 대해 가족과 주변 사람으로부터 이해받지 못했다.

이럴 땐 턱관절의 균형을 맞추는 것 못지않게 마음의 균형을 맞출 필요가 있다. 정신이 무너진 상태에서는 턱관절의 균형을 맞추는 것만으로 이전의 모습으로 돌아가지 못하기 때문이다. 우선 환자의 고통에 충분히 공감하고 고통의 원인을 제거하는 것이 중요하다. 환자가 다시 이전의 모습으로 돌아갈 수 있도록 가족들에게 환자의 증상을 이해시키는 것도 결국 의사의 몫이다.

두 환자 모두 진료 회차가 늘어가면서 조금씩 웃음을 되찾았다. 어느 날 내부에 켜켜이 쌓인 스트레스를 조금이라도 덜어냈으면 하는 마음으로 지희 씨에게 오케스트라 티켓을 건네주었더니 환하게 웃으며 이렇게 말했다.

"선생님이 시키는 대로 하고 나니 몸에 기력이 많이 돌아왔어요. 예전보다 화도 덜 내요. 무엇보다 사는 게 더 이상 두렵지 않게 됐어요."

정민 씨도 마찬가지였다. 하나씩 몸의 상태를 점검하고 몸이 건네는 말을 들어주니 두 환자는 서서히 예전의 모습으로 돌아갔다.

5
펜타곤 제5법칙은 운동이다

턱에 좋은 운동을 습관화하자

건강백세라는 하나의 목표에 도달하는 데는 여러 갈래의 길이 있을 것이다. 그런데 전문가들이 제시하는 의견을 종합하면 한 가지 공통점이 있다. 바로 생활 습관의 중요성이다. 요즘엔 생활 습관 개선을 통해 질병을 예방하고 치료 효과를 높이는 생활 습관의학(라이프스타일 의학)이 학문의 범주로 인정받고 있다. 2000년대 초반 미국의 주요 의과대학에서 유행하기 시작한 학문으로 수술이나 약물 치료보다 생활 습관이 훨씬 강력한 치료 효과를 발휘하고 그것만이 질병을 역전할 수 있는 치료법이라고 주장한다.

턱관절은 생활 습관의 영향을 가장 많이 받는 관절 중 하나다. 그래서 쉽게 불편함을 드러내지도 않지만 한 번 돌아서면 가장 잔인하게 삶을 무너뜨리는 관절이기도 하다. 턱관절이 망가지면 잘 먹을 수도 말할 수도 활동할 수도 없게 된다. 기본적인 생활은 물론이고 대인관계와 커리어에도 영향을 미친다. 턱관절 장애로 인해 가족관계가 무너지고 어렵게 쌓아온 경력을 포기하는 환자를 수도 없이 봐왔다. 행복이란 무엇인가? 하고 싶은 말을 하고 먹고 싶은 것을 먹고 즐거울 때 웃을 수 있는 상태가 아닐까. 턱관절 장애 환자들은 그런 평범한 일상을 누리지 못한다.

나는 턱의 균형이 노화의 속도를 결정짓는 핵심 코드라고 주장한다. 감히 재테크보다 '턱테크'가 더 중요하다고 말하고 싶다. 이 사실을 알게 됐다면 당신은 건강 장수의 문을 여는 열쇠를 가진 것이나 다름없다. 우리는 누구나 건강하고 균형 잡힌 삶을 원한다. 건강하고 균형 잡힌 삶이라고 해서 거창한 것도 지키기 어려운 것도 없다. 내가 생각하는 건강하고 균형 잡힌 삶을 위한 생활 수칙은 간단하다. 턱에 좋지 않은 습관을 버리고 턱 균형에 좋은 운동을 습관화하는 것이다.

개인적으로 나는 사람들이 외모를 관리하는 열정의 10분의 1만이라도 턱 관리에 투자했으면 한다. 인간은 본능적으로 노화를 거부한다. 고대 인도인은 오래 살기 위해 호랑이의 고환을 먹었다. 중국의 진시황은 불로초를 찾기 위해 온 세상을 뒤졌다. 현대인도 마찬가지다. 젊음을 오래 유지하기 위해 상당한 비용과 시간을 들인다. 아줌마, 아저씨 소리를 듣지 않기 위해 비싼 화장품을 바르고 건강기능식품을 섭취하며 갖은 수단을 동원해 다이어트를 하고 몸매를 가꾼다. 한 조사 결과에 따르면 현대인 10명 중 7명꼴로 건강기능식품을 섭취함으로써 심리적 안정감을 느낀다고 한다.

탱탱한 피부를 갖고 매끈한 몸매를 오래 유지하기 위해 들이는 시간을 조금만 할애해 턱관절 건강에 투자해보는 건 어떨까. 피부나 몸매 관리를 해본 사람이라면 알 것이다. 꾸준히 관리하다가 어떠한 이유로든 관리를 멈추면 바로 예전의 안 좋은 상태로 돌아가 버린다. 건강관리에 끝이란 없다. 한번 시작했으면 꾸준히 해야 그나마 좋은 상태를 유지할 수 있다. 턱관절도 마찬가지다. 건강하고 균형 잡힌 삶을 오래도록 유지하고 싶다면 턱에 관심을 두고 꾸준히 관리해야 한다.

턱 건강을 위해서 나쁜 습관을 버리자

의학의 발달과 경제 수준의 향상으로 감염성 질환으로 인한 사망률은 크게 줄었다. 하지만 현대인은 이전에 비해 더 다양한 질병의 위험에 노출돼 있다. 암을 비롯해 심혈관질환 등의 만성 퇴행성 질환과 스트레스 관련 질환은 오히려 예전에 비해 증가했다. 의료기술이 발전하는데도 이러한 질병의 증가 추세는 꺾이지 않고 있다. 산업화와 도시화로 인한 사회 구조의 변화와 식생활의 서구화 등을 그 이유로 들 수 있다. 문제는 이러한 만성 퇴행성 질환은 전염성 질환과 달리 쉽게 완치되지 않는다는 점이다. 일단 발병하면 평생을 따라다니고 삶의 질을 크게 떨어뜨리며 과다한 의료비로 경제적 부담을 가중한다. 그래서 진단과 치료를 중심으로 하는 보건의료의 한계성이 인식되었고 건강을 해치는 습관이 만성 퇴행성 질병의 발생에 중요한 역할을 한다는 연구 결과가 축적됨에 따라 질병 예방과 건강 증진의 중요성이 대두됐다.

턱관절 장애 환자의 증가는 문명의 발달과 디지털화로 인한 사람들의 자세 변화에서 그 이유를 찾을 수 있을 것이다. 주위를 둘러보라. 유치원생에서부터 노인에 이르기까지 대부분 사람이 지하철이나 카페나 식당 등에서 고개를 숙이고 스마트폰을 들여다보고 있다. 심지어는 걸을 때도 스마트폰에서 시선을 떼지 못한다. 회사나 카페에서 노트북을 펼쳐놓고 일하는 사람들은 또 어떤가. 대부분 머리가 앞으로 나와 있다. 이들 중 상당수가 거북목증후군을 앓고 있을 것이다. 이 모두가 턱관절에 부정적 영향을 준다. 앉았을 때 머리가 전방으로 나와 있으면 무의식적으로 위아래 치아를 악물게 된다. 이는 결국 턱관절 부위에 과도한 압력을 가해 턱관절 장애를 유발한다.

턱관절 질환을 일으키는 원인은 매우 다양하다. 교통사고나 운동 중 부상 등과 같은 외상으로 인해 발생하기도 하지만 치아질환, 유전적 요인, 생활 습관, 스트레스로 인한 정신적 요인 등도 관여하고 있는 것으로 보고되고 있다. 앞서도 언급한 바 있지만 턱관절 장애의 상당수는 유전적 요인보다는 후천적 습관이나 사고에 의해 발생한다. 그중에서도 턱관절 장애의 가장 주요한 원인은 사소한 생활 습관이다. 턱관절은 작은 습관으로도 크게 고통받을 수 있는 예민한 관절이기 때문이다.

습관과 건강의 연관성은 많은 연구 결과로 밝혀지고 있다. 미국 워싱턴대학교 건강측정평가연구소IHNME 연구진은 암 사망자 절반 가까이가 사전 예방이 가능한 암 유발 인자로 인해 사망한 것이라는 사실을 보고했다. 연구진은 2019년 발생한 전 세계 암 사망자 44.4%의 원인이 흡연, 음주, 과체중 등 예방할 수 있는 위험 인자에 의한 것임을 밝혔다. 또한 건강이 악화하여 힘든 노년을 보내고 있는 사람들의 42% 역시 위와 같은 예방 가능한 위험 인자를 조절하지 못한 것으로 나타났다.

현대인이라면 누구나 적당한 운동, 올바른 식습관, 스트레스 관리가 건강에 좋고 수많은 질병을 예방할 수 있다는 것쯤은 상식으로 알고 있다. 문제는 실천이다. 흡연이 만병의 근원인 것을 알면서도 담배를 끊지 못하고 운동으로 체중을 조절해야 한다는 걸 알면서도 게으름을 피운다.

방심과 게으름의 결과는 불 보듯 뻔하다. 불행한 노년을 보내고 싶지 않다면 지금이라도 부지런히 움직여야 한다. 턱이 언제 시한폭탄으로 변할지 알 수 없다. 턱은 참을성이 강하지만 자신의 한계를 넘어서면 갑자기 악마로 돌변해 몸 여기저기를 공격해 망가뜨린다. 턱이 악마로 돌변하기까지 시간이 얼마 남지 않았다. 해야 할 운동보다 더 중요한 건 하지 말아야 할 걸 하지 않는 것이다.

1 비뚤어진 자세

올바르지 않은 자세는 턱관절 장애는 물론이고 만병의 근원이다. 척추는 7개의 경추, 12개의 흉추, 5개의 요추 등으로 이루어져 있다. 척추뼈 양옆으로는 심장, 위, 간, 쓸개, 췌장, 콩팥이 연결된 자율신경계가 지나간다. 몸을 구성하는 조직들이 유기적으로 연결되어 있다는 이야기다. 따라서 자세가 비뚤어지면 목, 어깨, 허리만이 아니라 신체 장기와 근육 기능에까지 악영향을 줄 수 있다. 자세가 구부정하면 장기들이 압박받아 순환이 제대로 이뤄지지 않으면서 소화불량, 변비, 생리통 등의 증상에 시달릴 수 있다. 또한 경추는 뇌, 눈, 코, 입 등과도 연결되어 있어 목뼈에 문제가 생기면 두통, 불면증, 불안, 우울증이 생길 수 있다. 모두 턱관절 장애 환자들이 보이는 증상이다.

서 있는 상태든 앉아서 일할 때든 머리를 기준으로 바른 자세를 유지해야 한다. 특히 현대인에게서 많이 보이는 거북목 증상은 턱관절 장애와 연관성이 높다. 우리가 일하거나 공부할 때 머리를 앞으로 숙이면 몸은 머리 무게의 약 3배 정도의 힘을 받게 된다. 보통 머리 무게는 8킬로그램 전후다. 그런데 똑바른 자세가 유지되지 않으면 8킬로그램 이상으로 무게가 가중되기 때문에 우리 몸의 근육이 더 많은 일을 해야 한다. 즉 근육이 스트레스를 받기 쉬워진다는 이야기다.

머리에 왕관을 쓰고 정수리에 줄을 매달아 천장까지 연결했다고 연상하면 바른 자세를 유지할 수 있다. 의자에 앉을 때는 엉덩이를 의자 끝에 최대한 밀착하고 허리를 꼿꼿하게 펴야 한다. 등은 의자에 편안하게 기대고 모니터와 시선은 같은 높이에 있어야 한다. 중요한 것은 자꾸 앞으로 나가려는 머리를 뒤로 끌어당기는 것이다.

물론 처음에는 이런 자세를 유지하기가 힘들 것이다. 한번 갖게 된 잘못된 습관은 쉽게 고쳐지지 않는데 반대로 올바른 자세를 몸에 익혀두면 자연스럽게 자세가 몸에 밸 수 있다. 이 과정에서 자꾸 자세가 흐트러진다면 스마트폰에 일정 간격으로 알람을 설정해놓는 것도 하나의 방법이다. 알람이 울릴 때마다 자세를 고쳐 앉으면 어느 순간 그 간격이 늘어나면서 올바른 자세로 우리 몸의 근육이 재배치될 것이다.

2 옆으로 눕거나 엎드려 자는 자세

서 있거나 앉아 있는 자세 못지않게 누운 자세도 중요하다. 우리는 평균 7시간 전후의 시간을 침대에서 보낸다. 이때 자세가 좋지 않으면 자는 동안에도 근육이 긴장해 턱관절에 좋지 않은 영향을 준다.

턱의 균형이라는 관점에서 잠은 똑바로 누워서 자는 것이 가장 이상적이다. 옆으로 자면 목 근육의 긴장도가 높아져 턱을 자극한다. 만약 허리가 아파서 똑바로 눕지 못한다면 옆으로 눕되 무릎 사이에 베개를 끼워 놓으면 근육의 긴장을 줄일 수 있다.

가장 좋지 않은 자세는 엎드려 자는 것이다. 엎드려 자면 목과 어깨의 근육이 동시에 긴장하기 때문이다. 똑바로 자다가도 자기도 모르는 사이에 엎드려 자는 사람은 잠옷 주머니에 작은 공을 넣고 자면 도움이 된다.

베개 높이도 중요하다. 고침단명高枕短命이라는 말도 있듯이 높은 베개보다는 낮은 베개가 좋다는 점을 명심해야 한다.

3 한쪽으로 음식 씹기

한쪽으로만 음식을 씹으면 안면 비대칭을 유발할 수 있다. 씹는 쪽 치아는 많이 닳고 씹지 않는 쪽 치아는 거의 닳지 않아 좌우 치아 교합평면의 높낮이가 기울어진다. 턱관절은 오랜 기간 한쪽으로만 씹으면 턱관절이 많이 씹는 쪽으로 턱뼈가 기울어져서 턱의 중심도 비뚤어진다. 안면 비대칭의 90% 이상이 후천적 요인에 의해 발생하며 대부분 턱관절 장애로 인하여 나타난다.

4 이 악물기

평소에 잘 느끼지 못하지만 많은 사람이 이를 악무는 습관을 갖고 있다. 이를 악물 때 작용하는 턱의 힘은 100킬로그램이 넘는다고 한다. 이렇게 높은 압력이 지속해서 치아에 가해지면 치아 마모와 이로 인한 턱관절 장애, 귀 압력 상승으로 인한 귀 먹먹함, 이명 등의 증상이 나타날 수 있다.

잠을 잘 때도 이를 악무는 사람들이 많다. 이 경우에는 교합안정 위장치를 사용하면 턱관절 장애를 미리 예방할 수 있고 이갈이를 방지해 주변 사람에게 주는 피해도 줄일 수 있다.

문제는 이를 악무는 습관을 스스로 알아차리기가 어렵다는 점이다. 자고 일어났을 때 턱이 뻐근하다면 이런 습관을 갖고 있을 가능성이 크다. 또 좌우 치아가 닫는 위치의 입 안 피부를 혀로 건드려 보면 미세하게 튀어나온 선이 있는 사람이 있다. 이런 사람이라면 평소 이를 악무는 습관을 지녔을 가능성이 높다.

이 밖에도 턱 균형을 위해 주의해야 할 것이 많다. 단단하고 질긴 음식을 과도하게 섭취하는 것을 최대한 자제한다. 또 입을 갑자기 크게 벌리거나 무리한 턱관절 운동은 하지 않도록 주의한다.

5 스트레스

가장 중요한 것은 스트레스를 받지 않는 것이다. 힘든 상황에 부닥쳤을 때 흔히 '이를 악물고 버틴다.'라고 표현한다. 뭔가에 집중하거나 문제를 풀 때 문득 턱을 의식해보라. 이를 악물고 있는 자신을 발견하게 될 것이다. 이것을 피할 수는 없겠지만 스트레스에 만성적으로 노출되면 자신도 모르는 사이에 이를 악물게 되고 자세도 비뚤어진다. 모두 턱관절의 긴장도를 높이는 요인이다.

하루 3분 턱 균형 코어 모션에 투자하자

이제 더 적극적으로 턱을 관리해보자. 펜타곤 5법칙의 마지막 꼭짓점을 완성하는 것은 '운동'이다. 인간의 몸은 하루 24시간 연속해서 움직인다. 심지어 잘 때조차도 몸을 움직인다. 그래서 일상의 작은 움직임에서도 균형감각을 유지할 근육의 힘이 필요하다. 그런데 안타깝게도 사람들은 이러한 힘을 잃은 뒤에야 비로소 그 중요성을 깨닫는다.

운동이 몸에 좋다는 사실은 이미 다들 알고 있을 것이다. 영국심장재단BHF의 연구에 따르면 하루 10분의 가벼운 운동으로도 네 명 중 한 명의 사인으로 꼽히는 심혈관 문제를 상당 수준 방지할 수 있었다고 한다. 아주 작은 라이프스타일의 변화가 삶과 죽음을 갈라놓은 것이다.

그렇다고 해서 운동을 함부로 해서는 안 된다. 무엇이든 과유불급이다. 적당한 운동은 어떤 약보다도 유익하지만 과한 운동은 오히려 몸에 독이 될 수 있다. 과도한 운동이 뇌 기능을 떨어뜨릴 수 있다는 연구 결과도 있다. 프랑스 소르본대학교 연구팀은 평균 35세인 37명의 운동선수를 두 그룹으로 나눠 한 그룹이 다른 그룹보다 운동량을 40% 더 늘리도록 했다. 결과는 놀라웠다. MRI 분석 결과 운동을 많이 한 그룹 선수들의 뇌에 유의미한 차이가 발견됐다. 두뇌의 핵심 영역인 측면 전전두엽 피질의 활성화가 감소한 것으로 나타났다. 전두엽의 앞쪽에 있는 전전두엽 피질은 다른 영역에서 입력되는 정보를 조정하고 행동을 조절하는 역할을 한다. 이 곳이 손상된 환자는 행동이 폭력적으로 변했다는 보고도 있다.

코어 근육이 뒤틀려 있는 턱관절 장애 환자라면 운동 할 때 더 세심한 주의를 기울여야 한다. 턱이 틀어진 상태에서 심한 운동을 하면 틀어진 몸을 더 왜곡할 수 있기 때문이다. 특히 근육을 키우는 운동을 하고 싶다면 가능한 한 턱관절을 정상으로 되돌린 후에 시작하는 것이 좋다. 턱관절이 틀어지면 우리 몸 근육의 좌우 균형이 무너진다. 이 상태에서 근육운동을 하게 되면 좌우 불균형이 더 심해질 수 있기 때문이다. 턱관절 교정을 하면서 천천히 몸이 변화하는 상태에 맞춰 운동을 조절하는 것이 좋다.

여기서 소개하는 턱 균형을 위한 코어 모션core motion 요법은 심신을 통합해 움직이는 운동요법이다. 전체 근육을 깨워 신체와 호흡할 수 있도록 만들고 몸속에 쌓인 독소를 배출하도록 돕는다. 누구나 쉽게 할 수 있는 간단한 동작들로 구성되어 있다. 간단한 동작이어서 효과를 의심할 수도 있을 것이다. 하지만 꾸준히 하면 코어 균형을 되찾고 이를 통해 근력, 유연성, 자신감, 신체 자생력을 획기적으로 높일 수 있다.

1 혀 운동

턱은 우리 몸이 가장 좋았던 시절로 되돌려주는 타임머신이자 우리 몸의 온갖 상황을 기록해둔 블랙박스와도 같다. 이렇게 중요한 턱을 작동시키는 버튼이 있다. 바로 혀다. 혀는 우리 몸이 가장 좋았던 상태로 돌아가게 해주는 리셋 버튼인 셈이다.

치의학적으로도 혀는 중요한 역할을 한다. 혀의 위치에 따라 치아의 교합, 턱의 위치, 호흡이 바뀔 정도로 중요하다. 씹고 삼키고 말하는 모든 걸 관장하는 턱은 하루에도 2,500~3,000번 이상 움직인다. 혀는 이렇게 쉴 새 없이 일하는 턱관절의 부담을 덜어줄 수 있다. 혀 운동으로 가능하다. 나는 이 운동을 혀 정위치법TRM, **tongue repositioning maneuver**이라고 명명했다.

혀 운동은 치아, 혀, 입술, 코의 4박자가 중요하다. 말하거나 식사할 때를 제외하고는 아무 때나 할 수 있는 운동이므로 틈이 날 때마다 하는 것이 좋다. 특히 잠자리에 들기 전 바르게 누워서 하면 더 효과적이다. 혀 운동을 꾸준히 하면 턱관절 장애의 주요 원인인 이를 악무는 습관을 방지할 수도 있다. 이하에서 소개하는 다른 운동을 할 때 혀 운동을 병행하면 운동 효과를 더 높일 수 있다. 혀 운동은 모든 턱관절 운동의 '기본값'이라고 생각하면 된다.

스텝 1	턱에 힘을 빼고 치아의 위아래 사이를 자연스럽게 띄운다.
스텝 2	혀의 3분의 1을 앞니 뒤쪽(경구개)에 자연스럽게 댄다.
스텝 3	입술을 살짝 다물고 코로 호흡하며 3분 정도 유지한다.
포인트	코로 소리를 냈을 때 '은-'이라는 소리가 나면 제대로 하는 것이다. 위아래 치아는 약간 떨어진 상태를 유지한다. 아래턱은 완전히 이완되어야 하며 치아를 밀지 않도록 주의한다.

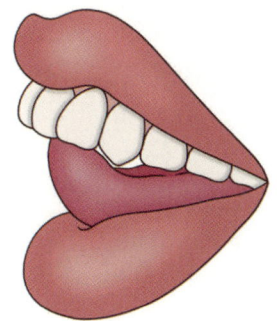

2 숨 고르기 운동

우리는 보통 하루에 1만 7,000번 이상 숨을 쉰다. 흔히 운동을 전혀 하지 않는 사람에게 "숨쉬기 운동만 한다."라고 농담한다. 그런데 숨쉬기만 제대로 해도 24시간 운동하는 효과를 볼 수 있다.

턱 균형이 안 좋은 경우 코어 근육의 균형이 무너져서 대개는 호흡 상태가 좋지 않다. 턱관절에 이상이 없더라도 언덕을 조금만 올라도 숨이 차는 사람이 있다. 심장과 폐가 좋지 않아서일 수도 있다. 하지만 이상이 없는데도 그럴 때는 심장과 폐의 리듬이 서로 맞지 않기 때문이다. 이인삼각 경기를 떠올리면 쉽다. 박자를 잘 맞추면 넘어지지 않고 수월하게 결승선에 도달할 수 있다. 하지만 이 중 하나라도 박자가 맞지 않으면 넘어지게 된다.

숨쉬기 운동의 핵심은 바르게 호흡하는 것이다. 억지로 숨을 쉰다는 느낌이 들지 않게 자연스럽게 호흡하는 것이 중요하다. 숨쉬기 운동을 꾸준히 반복하면 호흡이 점점 길어지고 편해지는 것을 느낄 수 있을 것이다. 숨 고르기는 바로 순환이 잘되게 하는 운동이다. 우리 몸에는 뇌와 척추 간의 신경을 순환하며 엔진오일 역할을 하는 뇌척수액이 있다. 뇌척수액은 몸을 따라 흐르면서 신체의 기능을 원활하게 돋운다. 숨 고르기는 잠깐만 투자해도 효과가 좋아 이른바 '가성비' 좋은 운동이다.

스텝 1	몸에 긴장을 푼 상태에서 갈비뼈를 크게 벌렸다 오므리기를 반복한다. 갈비뼈의 움직임에 맞춰 자연스럽게 호흡이 따라오게 하는 것이 핵심이다.

스텝 2	양팔을 움직여 가슴을 폈다 모은다. 이렇게 하면 어깨, 가슴, 등, 허리 주변의 주요 근육이 스트레칭 된다.
포인트	호흡보다 갈비뼈에 집중해보자. 갈비뼈를 펴는 행위 자체로도 숨이 자연스럽게 들어온다. 내쉴 때도 갈비뼈를 끝까지 닫는다는 느낌으로 한다. 천천히 자연스럽고 리드미컬하게 코로 숨을 쉰다. 자연스럽게 숨을 쉬지 않으면 목 근육을 많이 사용하여 목이 긴장해서 턱관절도 긴장할 수 있으니 주의하자.

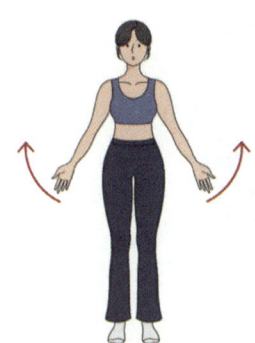 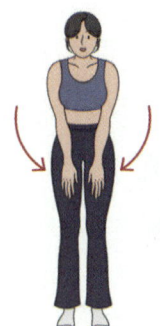 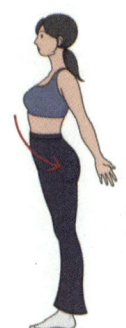 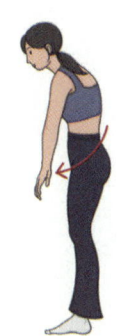

3 몸통 돌리기

몸통 돌리기는 몸의 구조를 되찾기 위해 처방하는 가장 기본적인 운동법 중 하나다. 동양에서 정골 요법, 서양에서 카이로프랙틱이라고 부르는 것과 비슷하다. 이 요법들은 마사지를 통해 뻣뻣한 척추를 풀고 균형을 맞추는 치료다. 몸통 돌리기도 이것의 일종이다.

얼마 전 내가 타고 다니던 자동차가 아주 망가진 일이 있었다. 평소 잘 굴러다니던 자동차였는데 갑자기 시동이 꺼지더니 한동안 제 기능이 돌아오질 않았다. 이유는 엔진오일이 잘 돌지 않아서였다. 아무리 좋은 차에 좋은 엔진오일을 넣어도 순환이 잘 안 되면 차는 멈춰버린다.

스텝 1	허리를 반듯하게 편다.
스텝 2	몸통을 전후좌우 크게 항아리 모양으로 돌린다.
포인트	동작은 반드시 왼쪽과 오른쪽의 횟수를 동일하게 맞춰서 한다. 왼쪽 30회, 오른쪽 30회를 한 세트로 해서 실시한다.

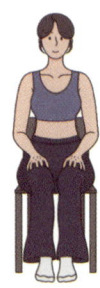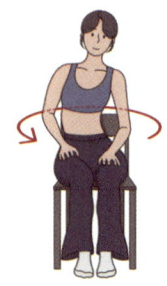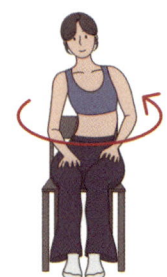

4 경추 마사지

 우리 몸의 자세를 유지하는 데 가장 중요한 역할을 하는 것은 역시나 척추다. 중요한 만큼 위치마다 명칭이 다르다. 맨 위에서부터 목을 지탱하는 경추, 가슴 부위에 있는 흉추, 엉덩이 부위에 있는 요추가 있다. 이 가운데 경추는 목등뼈 또는 목뼈라고도 하며 머리뼈와 등뼈 사이에 있다. 경추는 척추동맥, 정맥, 교감신경이 지나가는 통로여서 우리 몸에서 가장 중요한 부위 가운데 하나다. 교통사고나 추락사고 등 각종 사고가 일어났을 때 가장 먼저 살피는 부위가 바로 이 경추다.
 정상적인 경추는 사람이 머리를 젖히는 방향으로 휘어져 있다. 그런데 잘못된 자세나 사고 등으로 목뼈가 일자로 곧게 서거나 C자형 모양으로 변하면 경추 전만, 일명 거북목이 되기 쉽다. 최근 거북목 환자는 매년 증가 추세다. 스마트폰과 PC를 잘못된 자세로 사용하는 게 원인으로 꼽힌다. 평소 자세를 바로 하는 것도 중요하지만 늘 긴장 상태인 경추를 자주 마사지하면 거북목을 예방할 수 있다.

스텝 1	양쪽 새끼손가락 끝을 경추 1번과 2번 사이에 댄다. 목뒤를 짚었을 때 튀어나온 곳 바로 아래다.
스텝 2	그 상태에서 손깍지를 끼고 고개를 뒤로 젖혀 10초 동안 유지한다. 3~4세트 시행한다.
포인트	과도하게 젖혀지지 않도록 주의한다.

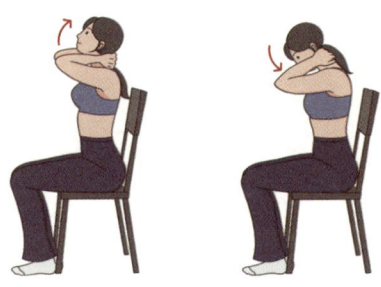

5 발 당기기

'약점'이라는 비유적 의미로 사용되기도 하는 아킬레스건은 헛디디거나 삐는 등 다치기 쉬운 부위다. 아킬레스건은 발뒤꿈치 뒤에 있는 강한 힘줄로 장딴지근육을 발꿈치와 연결하는 역할을 한다. 그 구조와 위치 때문에 노화가 빨리 진행되는 부위로 꼽힌다. 아킬레스건을 잘 쓰지 않으면 후천적으로 짧아지기 때문에 꾸준한 스트레칭과 마사지가 필요하다.

아킬레스건에 문제가 생기면 걷고 뛰는 것은 물론이고 쭈그려 앉기도 어렵다. 특히 턱관절 환자에게 족저근막염이 빈발한다. 이는 아킬레스건이 짧아져서 생기는 경우가 대부분이다. 잘 낫지도 않을 뿐더러 심한 통증으로 고통을 겪는 환자가 많다.

발 당기기는 턱관절 장애 환자들 가운데 다리나 발에 문제가 있는 경우에 주로 권하는 운동이다. 일반인도 평소에 해두면 아킬레스건과 허벅지 뒤의 햄스트링 근육이 짧아지는 것을 예방할 수 있다.

스텝 1	똑바로 앉아 무릎을 구부려 가슴 쪽으로 들어 올린다. 발바닥을 양손으로 잡고 몸쪽으로 당긴다.
스텝 2	발을 몸 쪽으로 당긴 상태를 유지하면 허벅지와 발목 뒤 근육이 스트레칭된다.
포인트	허리를 편 상태로 하지 않으면 오히려 반대편 다리의 아킬레스건에 부담을 줄 수 있다. 똑바른 자세로 앉아 좌우 같은 시간 동안 유지하면 운동 효과를 높일 수 있다.

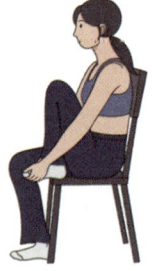 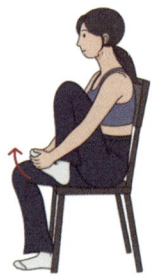

6 어깨 스트레칭

현대인이라면 누구나 한 번쯤 뒷목과 어깨 통증을 경험한 적이 있을 것이다. 오랫동안 잘못된 자세로 컴퓨터를 사용하거나 책을 보면 생기는 증상이다. 아무리 주물러도 쉽게 풀리지 않는다면 만성질환으로 발전했을 가능성이 높다. 특히 턱관절 장애 환자에게 목과 어깨 통증이 다수 발견된다.

목은 잘 때를 제외하고는 4.5~6킬로그램 정도 되는 머리를 받치고 있다. 대부분의 턱관절 장애 환자들은 턱이 틀어져 있어서 머리 무게 중심도 한쪽으로 쏠릴 수밖에 없고 목은 과부하를 받게 된다. 목 주위의 근육이 피로해지고 딱딱하게 굳으면 일자목이나 거북목으로 발전하면서 목과 어깨 통증을 유발한다. 심하면 긴장성 두통이나 어지럼증까지도 일으킨다. 평소 목과 어깨 통증이 있다면 어깨 스트레칭을 꾸준히 하면 좋다. 어깨뼈와 날개뼈를 풀어주면 목의 움직임이 한결 부드러워진다.

스텝 1	허리를 펴고 바르게 서서 양쪽 팔을 구부려서 같은 방향에 있는 어깨를 잡는다.
스텝 2	팔꿈치를 내측과 외측으로 8회씩 회전운동을 한다.
포인트	좌우 동일한 횟수로 실시한다. 바르게 서서 해야 효과를 높일 수 있다.

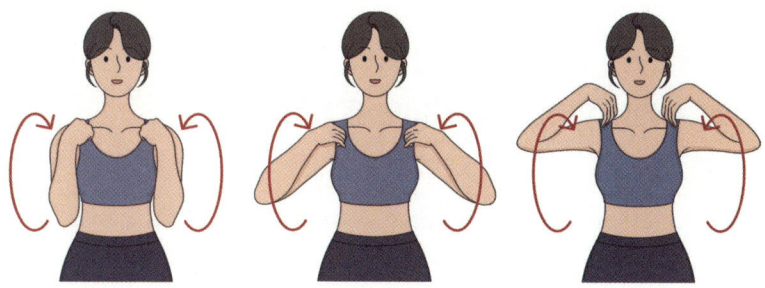

7 혀로 하는 푸쉬업

위턱의 악궁 확장 및 유지에 도움이 되고 혀가 자유롭게 움직이게 된다. 혀 내미는 습관, 입으로 숨 쉬는 습관, 발음장애를 개선해주는 효과도 있다.

입으로 숨 쉬는 습관이 없어지면서 코로 숨 쉬는 습관이 확립된다. 또한 안정된 치열궁과 치조궁 치축이 형성되는 운동법이다. 비염이 있거나 위턱 악궁이 작거나 구강 내 공간이 작은 사람들에게 특히 효과적이다.

스텝 1	입천장에 혀를 대고 침을 삼켜보자. 침이 삼켜지기에 편한 위치가 있을 것이다.
스텝 2	그 위치에 혀끝 앞면과 뒷면을 대고 푸쉬업을 하듯 (껌을 넓게 피듯) 눌러준다. (거상운동)
스텝 3	20번씩 3번 시행한다. 간혹 턱에 통증이 생기거나 무리가 가는 듯한 느낌이 들면 숫자를 나누어서 진행한다.

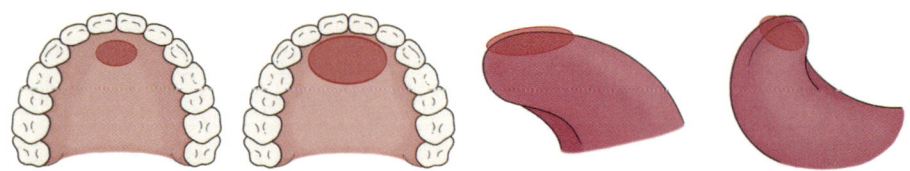

생애주기에 따라 턱 관리법도 달라진다

펜타곤 제5법칙인 운동을 마지막으로 펜타곤이라는 오각형이 드디어 완성됐다. 이 대목에서 종합건설사를 운영하는 지인이 내게

한 말이 떠오른다.

"균형, 누수, 하수 이 세 가지만 잡으면 그 건물은 제대로 올라간 거야."

기초가 되는 터다지기를 잘하고 골조를 제대로 올리면 건물은 '균형'을 잡고 똑바로 서 있게 된다. 여기에 물이 새지 않고 물이 잘 내려가도록 설계하면 수십 년 쓸 수 있는 안전한 건물이 되는 것이다. 그에 따르면 이 3가지를 제외한 나머지 소소한 하자는 언제든지 손쉽게 고칠 수 있다고 한다. 나는 이 이야기를 듣고 무릎을 쳤다.

'우리 몸도 건물과 마찬가지다.'

우리 몸이 건물이라면 턱은 철골이다. 즉 턱은 건물의 뼈대 역할을 한다. 만약 뼈대가 잘못되면 어떻게 될까? 당연히 부실시공으로 건물구조에 치명적 결함이 생긴다. 처음엔 멀쩡한 듯 보이지만 시간이 지나면서 여기저기 문제가 발생할 수밖에 없다. 턱이 틀어지면 우리 몸 전체가 틀어져 여기저기가 고장 나는 것처럼 말이다.

펜타곤 5법칙을 건물에 비유해보자. 첫 번째와 두 번째 꼭짓점은 균형과 환경이다. 턱의 구조적 균형이 건물의 뼈대라면 환경은 외벽이다. 비바람을 막아주고 태풍, 지진, 산사태 등으로부터 건물을 지켜준다. 외벽이 단단하지 못하면 한마디로 안전하지 않다. 건물에 사는 사람은 외부의 사소한 자극과 변화를 걱정하며 불안하게 살 수밖에 없다.

세 번째 꼭짓점인 음식은 자재다. 건물의 외벽을 채우는 시멘트나 콘크리트를 생각하면 된다. 인간은 음식을 통해 에너지를 얻는다. 음식물 공급이 중단되거나 필요 이상으로 줄어들면 건강에 치명적 위협을 준다. 사람의 모든 세포는 7년 정도의 기간 안에 새로운 세포로 교체된다. 즉 7년 전의 나와 지금의 나는 엄밀한 의미에서 (세포가 다 바뀌었으니) 다른 사람이라고 할 수도 있을 것이다. 이 세포를 만드는 것이 바로 우리가 먹는 음식이다. "먹는 음식이 곧 그 사람이다."라는 말이 틀린 것이 아니다. 우리가 먹고 있는 음식이 곧 우리 몸을 만든다. 그만큼 먹을거리는 우리 건강과 직결된 중요한 문제다.

네 번째 꼭짓점인 스트레스는 균열이다. 건물이 완공되더라도 비바람, 소음, 외부 충격 등으로 건물은 점점 낡아간다. 심각한 경우에는 구조에 균열이 갈 수도 있다. 이런 작은 균열들이 모여 결국에 가서는 건물 붕괴로 이어진다. 사람도 마찬가지다. 스트레스가 만병의 근원이란 사실은 이미 의학계에서는 상식과도 같은 이야기다.

마지막 꼭짓점인 운동은 정기 점검이다. 아무리 튼튼히 건물을 지어도 세월이 지나면 여기저기 고장이 나게 마련이다. 균열과 누수가 생기기 전에 정기적으로 건물을 점검해야 하는 이유가 여기에 있다. 일단 균열이 생기면 원래 상태로 되돌리기도 어렵고 보수한다고 해서 새 건물처럼 완벽하지도 않다. 그나마 균열이 생긴 초기에 보수하면 더 큰 피해를 예방할 수 있고 건물 수명을 더 오래 연장할 수 있다.

물론 현실적으로 완벽하게 오각형을 유지하며 살기란 쉽지 않다. 예기치 않게 사고를 당해 턱에 충격이 가해질 수도 있고 몸에 좋은 것만 가려서 먹는 것도 만만치 않은 일이다. 게다가 스트레스는 현대인의 숙명과도 같다. 그렇기에 더욱 건강하고 균형 잡힌 삶을 원한다면 지금부터라도 턱 관리를 시작해야 한다.

이는 단순히 삶의 질을 올리자는 이야기가 아니다. 궁극적으로 우리 삶의 목적을 위해 필요한 이야기다. 우리가 사는 이유는 뭘까? 행복해지기 위해서다. 그런데 턱이 균형을 잃으면 행복한 삶을 살 수가 없다. 이 책에서 소개한 환자들의 이야기에서도 그것을 충분히 느꼈을 것이다. 이 환자들은 물론이고 나의 진료실을 찾는 환자들처럼 많은 시간을 병원을 전전하며 질병과 함께 보내는 것은 너무 불행하지 않은가.

평생을 관리해야 할 턱이지만 인간의 생애주기별로 특별히 더 관심을 기울여야 할 시기가 있다. 앞서도 여러 차례 이야기했듯이 턱은 우리 몸에서 가장 예민한 관절이다. 우리 몸이 변화를 겪을 때 턱도 그 변화를 감당하기 위해 애를 쓴다. 이때야말로 턱을 더 세심하게 보살펴야 할 시기다.

1 부모의 관심과 관찰이 절대적으로 필요한 청소년기

턱관절 치료는 언제부터 시작하고 검진을 받는지 궁금할 것이다. 또한 어떻게 확인하고 병원에 내원할지 말지를 판단할 수 있을까?

턱관절이 성장하고 변하는 시기는 평균적으로 남성은 24살까지 여성은 22살까지라고 한다. 그래서 통상적인 양악수술도 이 정도 나이가 지나야 할 수 있다. 나를 안타깝게 하는 환자들이 있다. 안면 비대칭과 주걱턱이 상당히 진행된 상태인데 치료를 미루다가 수능시험이 끝나고서야 병원을 찾아오는 경우이다. 안면 비대칭은 턱관절 뼈의 길이 차이에서 기인하는 경우가 많은데 뼈의 성장이 끝나면 대칭을 맞추는 치료가 상당히 힘들다. 그렇기에 성장이 덜 끝난 상태여야 치료 후에 좋은 예후를 기대할 수 있다. 만약 비대칭, 부정교합, 무턱, 주걱턱의 기미가 보인다면 하루라도 빨리 턱관절 병원을 찾아야 한다.

또한 청소년기 아이들의 치아교정 문제가 있다. 치아교정은 물리적인 힘을 치아에 가해서 치아를 이동시키는 치료다. 이 과정에서 교합의 균형점이 움직이고 턱관절의 각도 위치가 변할 수 있다. 치아 교정기를 붙인 후 턱관절에 이상을 호소하는 어린 환자들이 적지 않다. 치아교정 시작 후 턱에 통증이 느껴지는 경우, 턱관절 잡음이 생기는 경우, 호흡이 불안정해지는 경우, 두통이 생기는 경우, 목과 어깨 통증이 교정 시작 전후와 달라지는 경우 등이 있다. 이런 경우들은 치아교정에 문제가 있는 게 아니라 턱관절에 문제가 있는 것이다.

치아교정을 하는 모든 사람이 겪는 증상은 아니다. 하지만 턱관절이 많이 안 좋은 사람들은 충분히 겪을 수 있는 증상이다. 치아교정은 언제든지 이어서 할 수 있지만 턱관절 문제는 초기에 해결하지 않으면 큰 고생으로 돌아올 수 있다. 그래서 이런 경우 치아교정을 잠시 쉬고 턱을 치료한 후 다시 교정을 진행하면 문제가 해결된다.

무엇보다 교정 전에 턱관절 장애가 있는지 체크하고 치료를 시작한다면 최고의 선택이 될 수 있다. "우리 아이가 입으로 숨을 쉬어요."라며 상담을 해오는 부모들이 있다. 호흡은 광대뼈 부근의 중안모 부위의 성장에 영향을 끼친다. 또한 입으로 쉬는 숨은 하관의 돌출도에도 영향을 끼친다. 비염이 있거나 입으로 숨을 쉬거나 구강 내 구조적 환경이 좋지 않으면 호흡에 영향을 준다. 안 좋은 호흡은 성장 발육에 영향을 주기 때문에 원인을 제거해주어야 원활하게 성장 발육을 할 수 있다. 또한 턱관절이 좋지 않으면 호흡하는 공간(기도)이 압박받고 축소돼 호흡의 양이 줄어들기도 한다. 이러한 경우도 턱관절 치료를 통해 성장에 도움을 주고 호흡의 안정화를 꾀할 수 있다. 청소년기 아이들은 급격하게 키와 체중이 변하고 호르몬의 변화로 인해 정서적으로 인지적으로 큰 성장을 이룬다.

청소년기에는 꼭 위와 같은 증상들을 확인해보자. 또한 체크리스트를 확인하여 턱관절을 의심해보자.

체크리스트

- ☐ 입을 벌리고 잔다.
- ☐ 잘 때 이를 간다.
- ☐ 코로 숨쉬기 어렵다.
- ☐ 좌우 눈이나 눈썹의 높이가 다르다.
- ☐ 턱이 점점 틀어지는 느낌이 든다.
- ☐ 비대칭이 있다.
- ☐ 입꼬리의 좌우대칭이 틀어져 있다.

☐ 턱이 아프거나 턱에서 소리가 난다.
☐ 눈꼬리에서 입꼬리까지 좌우 길이 차이가 난다.
☐ 척추, 어깨, 골반이 틀어져 있다.
☐ 거북목과 일자목이 심해진다.
☐ 부정교합이 있다.

2 격변의 시기인 만큼 더 꼼꼼한 관리가 필요한 사춘기

사춘기는 체내 호르몬 변화로 인해 신체뿐만 아니라 정서와 인지 면에서도 급격하게 변화하는 중요한 시기다. 이 시기에는 다양한 문제와 고민이 발생할 수 있다. 갑작스러운 변화에 본인은 물론 부모도 혼란을 겪게 된다. 특히 사춘기에는 남녀 모두 신체 변화가 큰데 이런 변화로 인해 오히려 턱관절 장애의 신호를 성장기의 당연한 현상으로 오해하고 치료 시기를 놓칠 수 있다는 점에 주의해야 한다.

안면 비대칭은 청소년기에 흔히 발생한다. 외모에 신경을 쓰기 시작하는 사춘기에는 아이들 스스로가 증상을 깨닫고 치료를 시작하는 경우가 많다. 반면 턱에 통증이 있거나 소리가 나는 증상은 쉽게 지나칠 수 있으니 부모가 면밀하게 살펴볼 필요가 있다. 또한 키와 체중이 급격하게 커지면서 잘못된 자세로 인해 척추, 어깨, 골반이 틀어지는 경우가 많으므로 아이들의 몸 상태를 주의 깊게 관찰해야 한다. 엑스레이 사진처럼 16세 이전에 턱관절 부위 골격의 변화를 일으키는 상태를 유년형 특발성 관절염이라고 한다. 이러한

엑스레이로 찍은 정상적인 턱관절

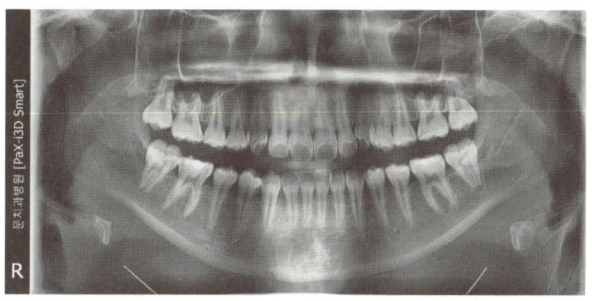

턱관절 장애로 관절의 좌우 길이 차이가 생긴 상태

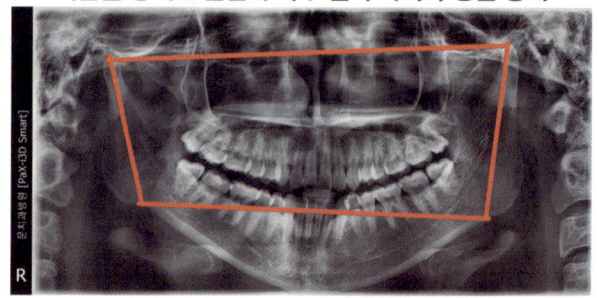

길이 차이로 인한 비대칭 엑스레이 사진

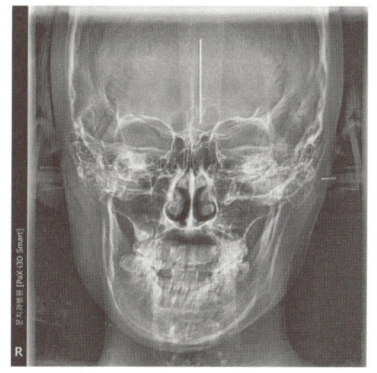

질환이 생기면 턱관절의 성숙이 일어나지 않아 골격성 부정교합이나 안면 비대칭이 생기게 된다. 청소년기에 부정교합, 이갈이, 입이

잘 안 벌어지는 개구장애, 개구 시 틀어서 벌어지는 상태, 턱관절 통증, 턱관절의 잡음 등이 증상으로 나타나면 턱관절 저성장이 일어날 수 있는 전조증상이기에 적절한 진단과 치료가 필요하다.

몸의 변화 못지않게 정서 변화도 턱관절 장애와 연관성이 높다. 턱의 균형이 틀어지면 몸의 균형이 어긋나 에너지 효율이 떨어지게 된다. 같은 시간을 자도 턱이 틀어진 아이들은 턱이 정상인 아이들에 비해 에너지가 덜 충전된다. 에너지 효율이 낮으니 생존을 위해 '저전력 모드' 상태로 생활하게 된다. 그래서 턱관절이 틀어진 아이들의 경우 다른 아이들에 비해 집중력이 떨어질 수밖에 없다. 책상 앞에 앉아 있어도 집중하지 못하거나 몸에 별다른 이상이 없는데도 예민하다면 사춘기의 통과의례라고 넘겨짚기에 앞서 한 번쯤 턱관절 장애를 의심해보자.

생리통이 심한 여성도 턱관절을 교정한 후 생리통 증상이 완화되는 경우가 많다. 생리통 때문에 턱관절을 치료한 것은 아니지만 주요 증상과 함께 생리통까지 사라지는 치료 효과에 많은 여성이 놀라움을 금치 못한다. 대개 여성들은 생리통을 당연한 증상으로 받아들이고 그때마다 진통제를 복용한다. 하지만 몸의 균형이 잘 잡혀 있다면 생리통은 없어야 정상이다. 물론 생리통에 여러 원인이 있을 수 있지만 다음 체크리스트의 증상과 생리통이 동반되어 일어난다면 턱관절 상태를 체크해보는 것이 좋다.

체크리스트

☐ 턱이 아프거나 턱에서 소리가 난다.
☐ 얼굴 좌우가 비대칭이다.
☐ 갑자기 집중력이 떨어진다.
☐ 척추, 어깨, 골반이 틀어져 있다.
☐ 치아의 교합이 안 맞다.
☐ 여드름이 잘 낫지 않는다.

3 통증이 보내는 신호에 귀 기울여야 할 성인기

성장기와 사춘기가 건물의 골조를 세우는 시기라면 성인기는 건물이 완성되는 시기다. 건물을 얼마나 잘 관리하느냐에 따라 건물의 수명이 좌우되듯 성인기에 턱관절을 잘 관리하면 건강수명을 연장할 수 있다.

실제로 턱관절 장애 환자 가운데 20~30대의 비율이 가장 높다. 전문가들은 가장 활발하게 일하는 이 시기에 육체적으로나 정신적으로 스트레스를 많이 받고 그로 인해 잘못된 생활 습관을 지속하는 것이 턱관절 장애의 원인으로 보고 있다. 스트레스와 불안이 가중되면 예민한 턱관절 주변의 근육에 긴장을 유발하기 때문이다.

그래서 성인기의 증상은 대개 통증으로 나타난다. 턱을 다무는 데 관여하는 측두근(옆머리에 붙어 있는 근육)의 긴장으로 발생하는 두통을 비롯해 어깨 통증, 허리통증, 척추측만, 팔다리가 저리거나 몸 여기저기가 아픈 만성적인 신경통이 나타나는 것도 이 시기다.

이런 통증 때문에 정형외과, 신경외과, 한의원에서 치료를 받아도 효과는 그때뿐이고 지속적이지 않다면 턱관절 장애로 인한 증상일 가능성이 높다.

턱관절 장애 진단은 복잡하지도 않고 비용이 많이 들지도 않는다. 간단한 검사로 턱관절이 정상인지 틀어졌는지 확인하고 틀어졌다면 얼마나 틀어졌는지도 알 수 있다. 성장기나 사춘기처럼 굳이 체크리스트도 필요 없다. 앞서 소개한 턱관절 장애의 주요 증상 가운데 한두 가지라도 해당하거나 하나라도 증상이 심하다면 턱관절 환자를 치료하는 의사의 상담을 받는 것이 좋다.

여성은 남성보다 턱관절 장애 유병률이 1.5배 정도 높다. 여성이 남성보다 뼈와 관절이 가늘고 약하기 때문이다. 여성호르몬인 에스트로겐이 통증을 느끼는 통각과민에 영향을 미쳐 남성보다 더욱 쉽게 턱관절 장애를 겪는다는 일부 견해도 있다. 여성은 출산이라는 엄청난 변화를 겪는다. 뼈가 재배치되는 것 같은 극심한 변화는 여성에게 위기이기도 하지만 기회가 될 수도 있다. 출산 후에 예전에 겪던 증상이 사라지면서 몸 상태가 더 좋아졌다는 여성들도 있다. 반대로 출산하고 나서 몸이 예전으로 돌아가기는커녕 더 나빠지기도 한다. 출산 전에 턱이 안 좋았던 경우에는 주로 후자가 될 가능성이 높다. 건물의 골조가 바르지 않은 상태에서 지진을 겪는 것과 같다. 턱관절 장애의 주요 증상을 겪고 있는 여성이라면 출산 전에 턱관절을 교정하는 편이 좋다.

4 편안한 여생을 위해 치아와 턱에 요주의! 노년기

나이가 들면 아픈 게 당연하다. 아무리 잘 관리해도 건물을 오래 쓰면 여기저기 금이 가고 누수가 발생하는 등 하나씩 하나씩 고장 나기 마련이다. 후술하겠지만 틀니의 높이가 조금만 달라져도 턱과 전신은 견딜 수 없다. 턱의 균형은 노년의 삶의 질을 좌우할 만큼 중요하다는 것을 다시 한번 강조해두고 싶다.

치아의 건강은 오복 중 으뜸으로 친다. 그만큼 치아가 살아가는 데 중요한 요소라는 이야기다. 치아가 건강해야 생존의 가장 기본 요소인 먹고사는 데 지장이 없기 때문이다. 한편으로는 치통의 고통이 극심하기 때문이기도 하다. 조선시대 두 명의 폭군인 연산군과 광해군에겐 공통점이 있다. 역사의 기록에 따르면 둘 다 치통으로 고생했다고 전해진다. 연산군이 폭군이 된 이유에 대해 역사의 정설은 자신의 어머니인 폐비 윤 씨를 죽인 신하들에 대한 원한으로 보고 있지만 치통도 한몫했다는 것이 역사가들의 추측이다.

치아의 건강과 떼려야 뗄 수 없는 것이 바로 턱관절이다. 노년기에 치아가 좋지 않으면 틀니를 하는데 틀니도 치아처럼 계속 사용하면 닳는다. 귀찮아서 혹은 경제적 부담 때문에 틀니를 잘 교체하지 않는 경우가 많다. 7~8년 정도의 주기로 틀니를 바꾸는 것이 치아와 턱관절 건강에 좋다. 틀니가 닳으면 양쪽 치아 교합에 차이가 생겨 턱도 틀어진다. 그러면 가뜩이나 약해진 노년의 몸이 이를 감당하지 못하고 허리통증, 무릎 통증 등을 유발해 종국에는 걷지도 못하는 상태에까지 이를 수도 있다.

턱관절 관리만 잘해도 노년기의 의료비 부담을 줄이고 건강하고 활력 넘치는 삶을 오래 유지할 수도 있다. 갑자기 허리, 무릎, 발목 등에 통증이 시작됐다면 나이 탓으로만 돌리지 말고 혹시 치아나 턱에 문제가 없는지 체크해보자.

SHOCK 4

턱관절 쇼크 4

턱관절 장애가 가속노화의 주요 원인이다

턱과 얼굴과 몸의 교합을 맞추는 것은 의사의 경험과 환자의 인내가 필요한 이인삼각 경기다. 하지만 인내의 강을 건너면 반드시 보상이 주어진다. 평생을 괴롭혔던 통증에서 해방되고, 몰랐던 새로운 능력치를 얻게 된다. 그 미지의 세계가 궁금하다면 턱에 집중하라.

1
턱이 건강하면 신체 나이가 젊어진다

21세기를 살아가는 우리 국민에게 노년의 삶에 대한 불안은 그 어느 때보다 짙게 드리워져 있다. 노화를 최대한 늦추고 싶은 것은 인간의 본능이다. 하지만 안타깝게도 그 소망을 이루는 사람은 극소수다. 요즘 유행하는 말 중에 '100세 시대엔 9988231'이 있다. 언뜻 암호 같기도 한 이 숫자에는 현대인의 불안과 욕망이 복잡하게 얽혀 있다. 99세까지 팔팔(88)하게 살다가 2~3일 앓고 다시 일(1)어나 100세까지 살자는 의미다. 99세까지 팔팔하게 살다가 2일 앓고 3일째 죽었으면 하는 소망이 담긴 '9988234'의 최신 업그레이드 버전이다. 노년의 삶의 질에 대한 불안과 염려가 더 짙어진 것 같아 치과의사로서 그냥 웃고 넘길 수만은 없는 대목이다.

"국산 50년 썼으면 오래 썼지."

영화 「도둑들」에서 씹던껌(김해숙 분)이 한 대사다. 나이 쉰이 되니 몸 여기저기가 고장 났다면서 푸념 조로 날린 대사다. 영화를 본 중년이라면 고개를 끄덕일 것이다. 하지만 나는 이 대목에서 고개를 저었다. 나는 우리 몸이 '명품'이라고 주장하는 사람이다. 지인들에게 내가 입버릇처럼 하는 말이 있다.

"벤츠 70년 탈 수 있어? 아무리 명품 차라도 10년 지나면 골골 거려."

그 튼튼하다는 벤츠도 10년이 지나면 여기저기 탈이 난다. 그러나 인간의 몸은 관리만 잘하면 70년은 너끈히 굴릴 수 있다. 70년 뿐일까. 통계청이 발표한 한국인 기대수명(0세 출생자가 앞으로 생존할 것으로 기대되는 평균 생존연수)은 2020년 기준으로 83.5세다. 통계가 시작된 1970년 62.3세에서 반세기 만에 20년 이상 늘어났다.

그렇다면 인간의 수명은 얼마까지 늘어날까? 이에 관해 과학계를 흥분시킨 세기의 내기가 있다. 주인공은 미국 앨라배마대학교의 스티븐 오스태드Steven Austad 교수와 일리노이대학교의 제이 올샨스키Jay Olshansky 교수다. 새로운 세기가 시작된 지난 2000년 두 과학자는 인간 수명이 150세가 넘을지 말지를 두고 약 2억 달러 규모의 판돈을 건 내기를 시작했다. 먼저 도발한 것은 오스태드 교수다. 그는 미국 과학잡지 『사이언티픽 아메리칸』에 "지금 첫 번째 150세가 될 사람이 살아 있을 것 같다."라는 발언을 했고 올샨스키 교수가 이에 대해 반박하는 주장을 펼치면서 두 과학자의 내기가 시작됐다. 물론 내기 결과가 2150년 1월 1일에 나오기 때문에 두 과학자가 살아 있을 확률은 희박하지만 말이다.

지금까지 기네스북에 기록된 최장수 인간은 122년 164일을 살고 간 프랑스의 잔 칼망Jeanne Calment, 1875~1997 할머니다. 이 기록에서도 볼 수 있듯이 학자들 사이에서는 인간 수명의 한계가 120세 안팎이란 게 중론이다.

건강수명을 늘리고 싶다면 재테크보다 턱테크를 하라

이 지점에서 수명이 계속 연장되는 것이 과연 인간에게 축복인지는 생각해볼 문제다. 우리 국민 대다수는 노년의 삶에 대한 걱정을 안고 살아간다. 퇴직 이후에도 50년 가까이 살아야 한다면 인간은 고민에 직면할 수밖에 없다. 수입이 없는 상황에서 재정 상태도 걱정이지만 그보다 더 걱정되는 것은 역시 건강이다. 대다수는 오래 사는 것보다는 건강하고 활력 넘치게 여생을 보내길 원한다. 단지 생존하는 것이 아니라 죽는 날까지 한 인간으로서 존엄을 지키며 살고자 한다.

그런 면에서 기대수명보다 중요한 지표로 인용되는 것이 바로 '건강수명disability adjusted life expectancy'이다. 기대수명은 양적 측면에서 건강 수준을 대표하는 지표다. 반면 건강수명은 기대수명에서 질병이나 사고로 원활히 활동하지 못하는 유병 기간을 뺀 나머지 수명으로 건강의 질적 측면을 보여주는 지표다. 다시 말해 건강수명은 건강한 상태로 얼마나 오래 사는지를 보여준다.

2020년 기준으로 한국인의 건강수명은 66.3세다. 기대수명이 꾸준히 늘어난 것에 비하면 건강수명은 2012년 65.7세에서 거의 개선되지 않았다고도 볼 수 있다. 2020년 기준 기대수명이 83.5세이니 결국 우리는 평균적으로 17년 2개월을 병으로 고생할 수 있다는 이야기다. 20~30년을 병상에 식물처럼 누워 지내다가 생을 마감하는 사람들을 볼 때 누구든 자신의 미래를 그들에게 대입해보며 불안해지지 않을 수 없다. 오죽하면 유병장수有病長壽라는 말이 나왔을까.

유병장수 시대임을 증명하는 또 다른 통계가 있다. 한국보건사회연구원에 따르면 2011년 기준으로 65세 이상 고령자들은 1인당 평균 3.34개의 만성질환을 달고 산다고 한다. 다시 말해 인생의 마지막 10년 이상을 병원을 전전하거나 약을 한 움큼씩 삼키면서 생존하고 있다는 뜻이다.

더 걱정스러운 연구 결과도 있다. 미국 워싱턴대학교 건강측정평가연구소IHME의 국제연구컨소시엄이 2013년까지 세계 188개국 301개 질환에 대한 조사를 분석한 결과 질병이 없는 사람은 세계 인구 중 4%에 불과하다. 100명 중 96명이 질병에 시달리고 있다는 이야기다. 반면 세계 인구의 3분의 1은 5가지 이상의 건강 문제를 가지고 있다.

그래서 많은 연구자와 의사가 기대수명과 건강수명의 차이를 좁히는 방법에 골몰하고 있다. 누군가는 관절이 건강해야 무병장수할 수 있다고 하고 또 다른 누군가는 비만을 노년의 건강을 망치는 주범으로 지목했다. 치아 건강이 노년의 삶의 질을 좌우한다고 주장하는 치과의사도 있고 장 건강이 건강백세의 핵심이라고 외치는 의사도 있다. 다 맞는 말이다. 우리 몸 어느 한 부위라도 불편하면 삶의 질은 곤두박질치게 된다. 하지만 아픈 곳 없이 살기가 어디 쉬운 일인가.

노년의 삶의 질을 좌우하는 요소 중 건강 못지않게 중요한 것이 경제적 여유다. 우리나라 노인 빈곤율은 2021년 기준 37.6%로 경제협력개발기구 OECD 국가 중 최고 수준인 것은 이미 잘 알려진 사실이다. 만성질환을 장기간 앓다 보면 수입이 없는 상황에서 감당하기 어려운 재난적 의료비가 발생할 수 있다. 2020년 건강보험연구원이 분석한 결과에 따르면 가구에 만성질환자가 있으면 그렇지 않을 때보다 재난적 의료비 발생 가능성이 3배나 높아졌다.

만성질환 중 하나인 턱관절 장애의 경우 턱관절이 아니라 기타 질병으로 병원비 지출이 훨씬 높다는 연구 결과가 있다. 턱관절 장애 환자와 다른 질환 환자들을 비교했을 때 보건·의료서비스 이용 횟수 및 의료비용이 턱관절 장애 환자가 1.6배가량 높다.

이런 연구 결과가 지목하는 방향은 하나다. '턱관절의 건강이 노년의 삶의 질을 좌우한다.'라는 것이다. 건강수명을 10년 연장할 수 있는 비밀이 어쩌면 당신의 턱에 있을지도 모른다. 흔히 만족스러운 삶을 나타내는 말로 '건강하고 균형 잡힌 삶'이라는 표현을 쓴다. 균형 잡힌 생활을 하기 위해서는 우리 몸의 코어 근육 조율자인 턱관절이 건강해야 한다.

틀니 1밀리미터가 천당과 지옥을 가르다

십수 년 전 우리 병원을 떠들썩하게 하면서 등장한 할머니 환자 한 분이 계셨다. 잘 치료받고 정상적으로 생활하다가 몇 해 전 노령으로 돌아가신 분인데 강렬했던 첫 만남의 기억이 아직도 잊히지 않는다.

환자가 많아 쉴 틈 없이 진료를 보고 있던 평일 오후였다. 소란스러운 소리에 1층 접수실로 내려가 보니 서 있는 것조차 고통스러워 보이는 팔순의 할머니가 거의 울상이 되어 직원과 옥신각신하고 있었다. 나를 보자마자 할머니는 그 자리에 주저앉았다.

"아이고 선생님, 제가 허리가 아파서 계단을 도저히 올라갈 수가 없어요."

우리 병원은 내부 계단으로 연결된 3층짜리 건물이다. 1층은 접수실, 2층은 일반 치과 진료실, 3층은 내가 주로 진료를 보는 턱관절 진료실이다. 틀니 때문에 먹는 것조차 힘들어진 할머니는 며느리의 부축을 받아 가까스로 병원 문턱을 넘었지만 허리와 무릎 통증으로 인해 2층 진료실까지 올라갈 수 없다며 하소연했다.

우선은 할머니를 진정시키는 것이 급선무였기에 1층 소파에 할머니를 앉혔다.

"할머님, 어디가 불편해서 오셨는데요?"

"요즘 틀니만 끼면 아파서 밥을 제대로 못 먹으니 환장하겠어요. 제발 먹을 수 있게만 해주세요."

"많이 불편하셨겠네요. 제가 좀 볼게요. 불편하시더라도 조금만 참으세요. 그런데 허리와 무릎은 원래 안 좋으셨어요?"

내 질문에 할머니는 손사래를 치며 마치 기다리기라도 했다는 듯 하소연을 하기 시작했다.

"작년만 해도 곧잘 걸어 다녔어요. 제가 이래 뵈도 건강 체질이거든요. 그런데 틀니 때문에 못 먹어서 그런지 몇 달 전부터 허리가 안 펴지더니 이제 무릎까지 못 쓰게 됐어요. 계단은커녕 화장실 가는 것도 힘들어요. 이젠 갈 날이 얼마 안 남았는가 봐요."

결국 1층에서 임시로 진료를 보기로 했다. 역시나 할머니의 틀니에는 문제가 있었다. 한눈에 보기에도 틀니가 많이 닳아서 원래 높이보다 낮아져 있는 데다 한쪽으로 음식을 씹으면서 좌우 높이가 달라져 있었다. 닳은 틀니가 턱의 균형을 무너뜨리면서 연쇄적으로 전신의 불균형을 초래해 허리와 무릎관절 통증이라는 증상으로 나타났다. 몇 년 동안 천장이 낮아진 집에서 허리를 굽히고 걸어 다닌 꼴이었다. 젊은 사람이야 몸의 균형이 무너져도 체력과 에너지가 있으니 어떻게든 버텨내지만 노인은 에너지가 부족하니 이런 미세한 틀어짐에도 몸 전체가 비명을 지를 수밖에 없다.

우선은 틀니를 새로 맞추는 게 급선무였다.

"할머님, 손주한테 업히든지 해서 어떻게든 2층 진료실까지만 올라오세요. 그럼 다시 진료하고 틀니 새로 맞춰 드릴게요. 그러면 금방 좋아질 수 있어요."

결국 할머니는 다음 진료일에 손주에게 업혀 2층 진료실에 입성

할 수 있었다. 틀니를 새로 맞추고 높낮이를 조정하기 위해서는 최소 다섯 번 정도 진료를 받아야 한다. 틀니를 조정하면서 그에 맞춰서 닳은 틀니로 인해 틀어진 턱관절도 교정해야 했다.

방문 횟수가 늘어나면서 할머니의 허리와 무릎 통증이 조금씩 호전됐다. 처음에는 손주의 등에 업혀 오다가 다음 회차 진료에는 부축받고 계단을 걸어 2층에 올라오더니 마지막 진료일에는 드디어 혼자서 택시를 타고 왔다. 그날 2층에서 익숙한 목소리가 들려서 내려다보니 할머니가 혼자서 계단을 올라오고 있는 것이 아닌가.

"아이고 사람 죽겠네. 여긴 계단이 왜 이렇게 많아요."

투덜대면서도 할머니의 얼굴엔 미소가 가득했다. 환자의 드라마틱한 변화에 내심 기분이 좋아서였는지 나도 모르게 갑자기 장난기가 발동했다. 2층에서 진료를 봐도 되는데 굳이 3층까지 올라오는 할머니의 모습이 보고 싶었다.

"할머니, 저 바쁘니까 3층으로 올라오세요. 오실 수 있죠?"

"더는 못 가요. 선생님이 얼른 내려와요."

어서 내려오라고 손짓까지 하면서도 어느새 할머니는 3층 계단에 발을 올려놓고 있었다. 느린 속도이긴 했지만 할머니는 포기하지 않고 자신의 힘으로 3층까지 걸어 올라왔다. 가쁜 숨을 몰아쉬며 진료실에 앉은 할머니는 투정을 부리는 듯 자랑을 하는 듯 이렇게 말했다.

"이제 걸어 다닐 수 있어서 좋긴 한데 200미터만 걸으면 허리가 아파서 한 번씩은 쉬어야 해요."

"하하하, 할머니 연세에는 멀쩡하신 분도 그 정도 걸으면 한 번씩 쉬어야 해요. 근육의 힘을 잃지 않으려면 불편하시더라도 평소에 걷기 운동 열심히 해야 하는 거 아시죠?"

치료가 끝나고 아들 내외 가족과 함께 지방으로 이사를 한 할머니는 몇 년 후 다시 서울로 올라와 가족들과 병원으로 인사를 오셨다. 아흔을 앞둔 나이라고는 믿기지 않을 만큼 꼿꼿한 모습으로 나와 마지막 인사를 나눴다.

보통 틀니가 닳아도 어르신들은 자녀들에게 경제적 부담을 줄 것을 걱정해 불편해도 꾹꾹 참는다. 그런데 틀니가 1밀리미터 닳은 것이 노년의 삶의 질을 떨어뜨리는 결정적 요인이 될 수 있다. 여든의 할머니가 이후 10년에 가까운 세월을 건강하게 스스로 몸을 움직여 생활하며 존엄성을 지킬 수 있었던 것은 늦게라도 몸의 '균형'을 맞췄기 때문이다. 만약 치료받지 않고 그대로 방치했다면 틀니에서 시작된 불균형이 허리와 무릎에 이어 전신으로 이어져 상태는 더 나빠졌을 것이다. 그랬다면 할머니는 여생을 방에서 나오지도 못한 채 가족들에게 의지해 식물처럼 보내야 했을지도 모른다.

치아의 가장 기본적인 역할은 씹기와 말하기에 도움을 주는 것이다. 여기에 더해 심미적으로 보기 좋고 기계적인 맞물림에 효율성이 높은 것을 이상적인 교합이라고 한다. 28개의 치아가 균일하게 닿고 앞니는 어금니를 보호하고 어금니는 앞니를 보호하는 것 또한 이상적 교합의 조건이다. 하지만 치아에는 숨은 역할이 있다. 그것은 자세를 바르게 유지할 수 있게끔 해주는 역할이다. 교합의 상하·전후·좌우 맞물림의 위치는 우리 몸의 대칭성과 균형을 좌우한다. 교합이 저작할 때마다 몸에 스트레스를 주는 위치에서 맞물리면 결국에는 몸의 균형이 틀어지고 교합 및 맞물림도 바뀌게 된다. 이는 결국 턱관절 장애를 유발한다.

따라서 어느 위치에서 교합이 설정되는가가 중요하다. 모델상에서 맞물림만 생각하지 말고 몸의 균형 및 대칭까지 봐야 한다. 교합상 몸의 균형이 잘 유지되는 위치까지 생각해야 이상적인 교합에 가까워진다.

2
턱이 건강하면 신체 능력이 향상된다

우리 모두가 바라는 것은 오래 사는 것이 아니라 사는 날까지 건강하게 사는 것이다. 그렇다면 건강수명을 늘릴 방안은 무엇일까? 건강수명을 늘리는 가장 중요한 수단 중 하나는 사회적 수명을 늘리는 것이다. 사람은 사회활동을 통해 신체적, 정신적 자극에 노출된다. 우리 몸은 이 자극에 반응해 신체활동과 언어표현을 하기 위해 몸과 두뇌를 움직이고 이것이 외부 자극에 대한 대응력을 높여 건강을 유지한다.

얼마 전 95세의 나이로 타개한 '영원한 국민 MC' 송해 선생을 보라. 세상을 떠나기 직전까지도 그는 마이크를 손에서 놓지 않았고 나이를 의심할 정도의 쩌렁쩌렁한 목소리로 좌중을 휘어잡았다. 물론 사회적 수명을 늘리는 것이 건강수명을 늘리는 유일한 답은 아니겠지만 가장 효과적인 답인 것은 부인할 수 없는 사실이다.

사회적 수명과 턱의 균형은 떼려야 뗄 수 없는 관계다. 실제로 나의 진료실을 찾는 턱관절 장애 환자의 상당수가 직업을 잃었거나 일을 계속하는 데 어려움을 겪고 있다. 턱관절 장애로 인해 몸 전체의 균형이 무너지면 의자에 오래 앉아 있을 수 없게 되고 몸 여기저기에서 나타나는 통증으로 일에 집중하지 못한다. 턱관절 장애의 전형적인 증상인 턱 통증이나 턱관절 잡음이나 두통은 환자의 삶을 갉아먹는다. 직업을 잃으면 우리 삶은 뿌리째 흔들린다.

프로 농구선수의 신체 능력을 턱이 되돌려주다

10년 전쯤의 일이다. '태종대왕'이라는 별명으로 더 잘 알려진 프로농구선수 문태종이 우리 병원을 찾아왔다. 미 공군으로 일했던 미국인 아버지와 한국인 어머니 사이에서 태어난 혼혈인 문태종 선수는 당시 한국프로농구의 간판급 스타 선수였다. 한국에 오기 전에도 이미 유럽 무대에서 뛰어난 활약을 펼쳤고 동생인 문태영 역시 한국에서 활약한 농구 선수였다. 농구 코트를 누비는 그의 모습은 대단했다.

한눈에 보기에도 신체조건이 남달랐다. 197센티미터의 큰 키에 흑인이었던 아버지의 유전자를 물려받아 다부진 체격의 소유자였다. 거구의 방문을 앞두고 진료실이 좁은 건 아닐지 걱정까지 했는데 역시 실제로 처음 대면한 문 선수는 키도 크고 몸도 다부졌다.

하지만 몸의 좌우 밸런스가 좋지 않아 보였다.

"2011년 아시아선수권대회 참가 이후 체력이 많이 떨어진 걸 느껴요. 체력을 끌어올리려고 이런저런 방법을 써봤는데 역시 한계가 온 걸까요?"

문 선수의 체력이 떨어진 것은 당연한 결과였다. 10년 넘게 세계무대를 누비면서 이를 악물고 뛰어왔으니 몸에 한계가 찾아오는 게 당연했다. 더구나 운동선수로서는 이미 전성기가 지난 삼십 대 중반의 나이였다.

처음 문태종 선수를 진단했을 때의 상황은 심각했다. 오른쪽 뒷목, 무릎, 그리고 왼쪽 허리통증까지 성한 곳이 없었다. 턱을 움직일 때마다 소리도 났다. 턱관절 장애로 인해 전신이 틀어진 상태였다.

프로 스포츠 선수들은 턱관절에 상당한 압력을 받을 수밖에 없다. 요즘 선수들이야 대부분 마우스피스를 착용하지만 1980~1990년대 활약했던 야구선수들을 보면 은퇴 후 이가 성한 경우가 거의 없다. 공을 던지는 투수나 공을 치는 타자나 모두 힘을 주기 위해 이를 악물다 보니 그렇다. 메이저리거 박찬호 선수도 이를 악물고 공을 던지는 습관 때문에 어금니가 망가져 오랜 기간 치료를 받은 것으로 알려져 있다.

농구도 마찬가지다. 농구는 마라톤 다음으로 체력 소모가 많은 스포츠다. 마라톤은 앞만 보고 달리면 되지만 농구는 상대 팀 선수와 격렬한 몸싸움까지 벌여야 한다. 3.05미터 높이의 농구대를 향해 뛰어오르며 고공전도 펼쳐야 한다. 특히나 문태종 선수와 같은 슈터에게는 집중력이 필수다. 뛰어오르는 순간 몸에 힘을 주기 위해 자동으로 이를 악물게 된다. 입을 악물면 턱관절이 압력을 받아 몸 전체의 균형이 틀어지게 된다. 몸이 균형을 잃으면 운동 실력이 떨어지고 작은 충격에도 쉽게 다친다. 작은 턱관절 때문에 몸 전체가 비명을 지르게 되는 것이다.

결국 문태종 선수는 치료를 받기로 했다. 진단은 분명히 나왔다. 턱관절 장애로 인한 전신 불균형이었다. 처음 내 말을 들었을 때 문태종 선수는 고개를 갸웃했다.

"하지만 박사님, 저는 이미 마우스피스를 끼고 있는데요?"

당연한 의문이다. 요즘 운동선수 중 마우스피스를 착용하지 않는 선수가 몇이나 될까. 몸이 재산이기에 자신의 경험에 따라서든 선배나 트레이너의 권유 때문이든 일단은 마우스피스를 착용한다. 그리고 실제로 효과를 본다. 그렇다면 마우스피스까지 착용한 문 선수의 턱에 문제가 생긴 이유는 뭘까?

"문 선수에게 맞지 않는 마우스피스를 착용했기 때문이에요. 운동선수용 마우스피스는 사람들의 평균에 맞춰 만들기 때문에 개개인에게 맞춰 조절할 수가 없어요. 몸에 맞는 것을 착용하지 않으면 오히려 균형을 무너뜨려 건강에 해가 될 수도 있는 거죠."

내 대답에 문 선수는 적잖이 충격을 받은 얼굴이었다. 이후 문 선수는 턱관절 장애 집중 치료를 받았다. 역시 운동선수답게 두 달 만에 건강을 완전히 회복하고 전처럼 자신감 있게 농구 실력을 뽐낼 수 있었다. 치료 직후 벌어진 KT와의 6강 플레이오프 1차전 때 우리 병원의 맞춤 마우스피스를 끼고 경기에 나선 그는 자신의 진가를 충분히 발휘하며 팀에게 소중한 첫 승이자 KBL 역사에 길이 남을 명승부를 선사했다. 문태종 선수는 자신의 치료에 만족해했다.

"턱관절 치료가 제 농구 인생에 중요한 터닝포인트가 되었어요."

낯부끄러울 정도의 상찬이었지만 내심 마음 한구석에 뿌듯한 감정이 차올랐다. 만약 문태종 선수가 몸의 균형을 되찾지 못했다면 삼십 대 중반에 농구 코트를 떠났을지도 모른다. 몸이 틀어지면 일반인도 일상생활은 물론이고 일을 지속하지 못해 포기하는 경우가 허다한데 매 순간 격렬하게 몸을 써야 하는 운동선수는 오죽할까. 문태종 선수는 치료를 마친 후 농구 선수의 삶을 몇 년 더 이어갔고 2019년 마흔두 살에 큰 박수를 받으며 농구 코트를 내려왔다. 프로농구선수들의 평균 은퇴 연령이 30세가 채 되지 않는 것을 고려하면 문 선수는 다른 선수들보다 10년 넘게 선수 생활을 더 누릴 수 있었다.

이 이야기를 꺼낸 것은 내 자랑을 하기 위해서가 아니다. 턱관절의 위력을 말해주기 위해서다. 턱관절이 균형을 잃었을 때 우리 몸도 균형을 잃고 비틀거린다. 그러나 턱관절이 균형을 찾으면 우리 몸은 날개를 단 것처럼 훨훨 날아오를 수 있다.

우리 몸을 재건축하기 위해서 가장 중요한 것이 바로 턱이다. 턱이 중심축을 제대로 잡아줘야지만 우리 몸의 균형이 맞는다. 일단 균형이 맞은 상태라야 다음 행보를 생각할 수 있다.

문태종 선수는 몸의 균형을 되찾고 나서 10년 가까이 선수로 활약했는데 나는 그가 되찾은 균형의 효과가 여기에만 머물 것으로 생각하지 않는다. 그는 아마도 다른 선수들보다 훨씬 더 건강한 노년의 삶을 보낼 것이라고 확신한다. 만약 그가 다시 균형을 잃지 않는다는 전제에서 말이다.

내 말을 입증하는 실제 연구 사례가 있다. 영국 옥스퍼드대학교 연구팀이 일찍 은퇴한 운동선수의 수명이 더 짧고 반대로 은퇴 시기가 늦으면 평균 수명도 더 길다는 놀라운 연구 결과를 발표했다. 옥스퍼드대학교 인구통계학센터 연구팀은 1871~2020년까지 150년간 야구와 농구 프로선수로 활약한 1만 명 이상의 남성 운동선수들의 생애주기를 분석했다. 생애 초기의 생리현상이 생애 말기에 어떤 영향을 미치는지 확인하기 위한 연구였다. 분석 결과 전성기가 빨리 온 선수일수록 사망률이 높았다. 연구팀은 최고 운동 능력 나이가 중간값보다 빠른 선수는 7.6세마다, 느린 선수는 8.4세마다 사망률이 두 배로 높았다고 밝혔다. 반대로 전성기가 늦게 온 선수는 40세 이후부터 기대수명이 1.2년 길었고 경기력이 느리게 하락하는 선수의 수명이 더 길다는 결론에 이르렀다. 연구 결과대로라면 40세가 넘어서까지 선수로 활약한 문태종 선수는 건강하게 장수할 확률이 높다는 이야기다.

이 연구에서 우리가 주목해야 할 것은 생애 초기 생활이 은퇴 후에도 여전히 영향을 미친다는 점이다. 턱관절 환자를 치료하는 의사로서 나는 이 말을 다시 내 식으로 바꿔보고 싶다. 생애 초기 몸의 균형이 은퇴 후의 당신의 삶에 영향을 미칠 것이라고.

온몸의 근육을 사용하는 발성은 턱이 건강해야 잘된다

문태종 선수처럼 턱관절 장애를 치료하고 자신의 놀라운 잠재력을 발견한 환자 그룹이 있다. 언젠가부터 문치과를 찾아오는 직업군이 생겼는데 바로 성악가와 성악 전공 학생들이다. 어디서 어떻게 이야길 듣고 온 것인지는 모르지만 찾아오는 이유는 비슷했다. "발성이 예전처럼 잘되지 않아요." "노래할 때마다 턱이 덜렁거리는 느낌이 들면서 통증이 느껴져요."

성악가 김효선(가명) 씨도 비슷한 증상을 보여 멀리 제주도에서 알음알음으로 병원을 찾아왔다. 효선 씨는 치과에서 간단한 충치를 치료하고 난 후 한쪽 몸이 무너지는 것 같은 느낌을 받았다고 말문을 열었다.

"간단하게 충치를 때웠을 뿐인데 그 후에 제 몸이 뭔가 바뀐 것 같은 느낌이에요. 한쪽 몸이 제 몸 같지 않은 느낌이랄까요. 그래서 그런지 요즘 부쩍 기운이 없고 우울해요."

사랑니를 뽑고 난 후나 충치 치료 후에 턱관절에 장애가 생기는 환자들이 적지 않다. 효선 씨의 경우 충치 때문에 치아를 갈아내면서 미세하게 좌우 균형이 무너진 것이다. 평소 턱관절에 이상이 있었거나 균형이 무너져 있으면 이런 미세한 변화로도 턱관절 장애가 심각한 증상으로 나타나기도 한다.

효선 씨는 검사 결과 턱이 전반적으로 아래쪽으로 내려와 있어 그것이 전신질환으로 확대된 상태였다. 워낙 증상이 시작된 지 얼마 안 됐고 초기에 병원을 방문했기에 교합안정위장치를 착용하고 나서 3개월 만에 거의 모든 증상이 사라졌다. 자신도 믿지 못할 만큼 빠른 쾌유에 고무됐다.

"다시 예전 생활로 돌아가지 못하면 어쩌나 너무 두려웠어요. 이렇게 계속 아프면 성악도 할 수 없을 것 같았거든요."

그런데 치료가 다 끝나갈 때쯤 내게 흥미로운 얘기를 전해주었다.

"치료가 끝나고 예전에는 잘 안 되던 발성이 되기 시작했어요. 저도 신기해요."

발성에 관여하는 코어 근육(심부전방선)은 턱관절 근육과 밀접한 관계가 있다. 그렇기에 턱관절 균형을 회복하면 발성이 좋아지는 것은 자명한 사실이다.

우리 몸은 정직하다. 구조의 균형을 잃으면 우리에게 통증과 기능장애라는 신호를 보낸다. 그 신호에 응답해 균형을 다시 찾아주면 우리 몸은 우리가 미처 깨닫지 못했던 놀라운 가능성을 보여준다.

3
턱이 바로 서야 삶이 바로 선다

앞서 소개한 다양한 치료 사례를 읽다 보면 턱관절 장애 치료가 쉽게 느껴질지도 모르겠다. 교합안정위장치만 착용하면 모든 턱관절 장애 증상이 씻은 듯 나을 거라고 오해할 수도 있을 것이다. 교합안정위장치는 마법의 지팡이가 아니다. 물론 반년도 안 되어 호전되는 환자도 있지만 5년 이상 장기간에 걸쳐 치료해야 하는 환자도 드물지만 있다.

턱관절 장애 치료는 턱의 교합을 맞추는 것에서 시작하지만 궁극적으로는 틀어진 턱으로 인해 비뚤어진 몸을 제자리로 되돌려 놓아야 하기에 오랜 시간이 걸릴 수밖에 없다. 나는 입버릇처럼 '근육이 뼈를 이긴다.'라고 말한다. 금이 가거나 부러진 뼈는 금세 다시 붙는다. 하지만 어긋난 근육을 제자리로 되돌리는 데는 그보다 수십 배 혹은 수백 배 더 많은 시간이 필요하다. 몸이 제 위치를 찾는 과정에서 좋아졌다 나빠졌다 반복하면서 결과적으로는 호전되는 방향으로 나아간다. 어린 환자는 몸이 굳기 전이라 예후가 좋지만 나이가 들수록 몸이 굳어져 치료 기간이 늘어날 수밖에 없다.

50대 초반에 우리 병원을 처음 찾았다가 어느덧 50대 중반에 들어선 이현미(가명) 씨는 아주 모범적인 환자로 꼽을 만하다. 대학교수인 현미 씨는 거의 모든 병원을 순례한 다음에 나를 찾아왔다.

"청소년 시절부터 턱이 틀어졌다는 건 이미 알고 있었어요. 사진을 찍어도 왼쪽이 오른쪽보다 짧은 게 확연히 보였으니까요. 그런데 별다른 증상이나 통증이 없어서 그냥 넘어갔던 것 같아요."

몸을 바로 세우는 위대한 첫걸음을 내딛다

오랜 세월 틀어진 턱을 방치한 결과는 심각했다. 40대 중반부터 목부터 어깨와 골반까지 안 아픈 곳이 없었다. 결국에는 발바닥까지 통증이 번져 족저근막염이라는 진단을 받았다.

현미 씨가 우리 병원을 찾을 즈음에는 오른쪽 눈의 극심한 통증으로 대학병원의 안과를 찾았다고 했다. 시력이 급격하게 떨어져 안과를 찾았는데 아무 이상이 없다며 신경과에 가볼 것을 제안받았고 결국 검사 결과 3차 신경통이라는 진단이 내려졌다. 그런데 마약성 진통제를 복용해야 한다는 의사의 이야기에 현미 씨는 주춤했다.

"통증이 심하다고 하니까 마약성 진통제를 처방해주더라고요. 그런데 그건 정말 아닌 것 같았어요. 근본적으로 치료하지 않으면 평생 약을 먹어야 하는 거잖아요."

스스로 방법을 찾던 현미 씨는 우연히 우리 병원 홈페이지를 보고 어쩌면 치료 방법이 있을지도 모른다는 희망을 품게 됐다고 했다. 교수라는 직업 때문인지 이미 홈페이지와 언론에 공개된 우리 병원의 치료법에 대해 모두 공부하고 온 상태였다.

"틀어진 몸을 바로잡지 않으면 결국 제가 살지 못하겠더라고요. 다른 병원에 가면 자기네 분과에 해당하는 이야기만 해줘요. 그걸 모두 종합해보니 결국 제 몸이 모두 틀어졌다는 이야기였어요."

똑 부러지게 이야기하는 현미 씨의 눈에 감출 수 없는 간절함과 불안이 어려 있었다.

"맞아요! 턱관절 환자에게서 보이는 전형적인 증상이에요. 좀 오래 걸리더라도 저를 믿고 잘 따라오면 회복할 수 있어요. 그런데 지금 가장 힘든 증상이 뭐예요?"

현미 씨는 본격적으로 상담을 시작하자 차분하게 자기 증상을 이야기했다.

"눈도 눈이지만 지금은 숨쉬기가 힘들어요. 학생들 앞에서 강의해야 하는데 10분 이상 말을 못 하겠어요. 침을 맞으면서 억지로 억지로 쥐어짜듯이 강의하고 있는 상황이에요."

턱관절 장애 환자 중 상당수가 호흡에 문제를 보인다. 어깨나 무릎이 아픈 것과는 차원이 다른 증상이다. 사람이 사는 것을 한마디로 '숨을 쉬는 것'이라고 표현할 수 있다. 숨을 못 쉬면 생존 자체가 불가능하다. 그러니 호흡이 불안정해지면 생명에 위협을 느낀다.

호흡기를 비롯해 심혈관, 소화기(장기), 비뇨기, 생식기는 자율신경계의 지배를 받는다. 쉽게 말하면 우리 의지와 상관없이 자율적으로 작동하는 기능이다. 이 기능에 이상이 생기면 흔히 자율신경실조증이라는 진단을 받는다. 턱의 균형이 무너졌는데 생각지도 못하게 소화가 안 되거나 숨이 잘 안 쉬어지는 증상을 겪는 환자들이 많다.

그렇다면 대체 턱과 호흡이 무슨 관계가 있을까? 호흡의 원리에 그 정답이 있다. 코로 숨을 들이마시면 호흡 근육이 이완되면서 공기가 횡격막 아래로 내려간다. 숨을 내쉬면 호흡 근육의 수축으로 횡격막이 위로 올라가면서 공기를 몸 밖으로 배출한다. 횡격막, 흉골 등의 뼈가 호흡에 관여한다. 뼈로만 이루어진 것 같지만 호흡의 모든 과정에는 근육이 관여한다. 흉골을 중심으로 흉쇄유돌근과 사각근, 늑골에 있는 대흉근, 소흉근, 늑간근, 전거근이 흉곽을 벌리거나 조이는 근육이다. 이 근육들이 제대로 이완하고 수축해야 어깨가 펴지고 공기가 들락날락할 수 있다.

이쯤에서 턱관절 장애 환자의 호흡이 왜 불안정한지에 대한 정답을 찾은 이들도 있을 것이다. 턱관절 장애 환자는 턱이 틀어지면서 몸 전체의 균형이 깨져 있다. 한쪽으로 기울게 되면 우리 몸에 이상한 근육이 만들어진다. 틀어진 상태에서 넘어지지 않으려고 우리 몸이 저절로 만들어낸 근육이다. 흉곽 안에 생긴 이 비정상적 근육은 호흡을 방해한다. 다시 말하면 턱이라는 관문을 바로잡으면 호흡곤란을 비롯해 자율신경 관련 질환을 효과적으로 치료할 수 있다.

호흡에 문제가 생겼다면 더 이상 치료를 늦출 순 없다. 이현미 씨의 검사를 바로 진행하기로 했다. 엑스레이를 찍고 다시 자리에 앉았는데 유난히 의연하고 씩씩했던 환자의 눈에서 눈물이 주르륵 흘러내렸다.

"선생님 저 어떻게 해요. 이렇게 아파서는 정말 못 살겠어요. 죽기 아니면 까무러치기라는 심정으로 왔어요."

주체할 수 없이 눈물을 흘리는 환자를 바라보며 조용히 티슈를 건넸다.

"잘 오셨어요. 곧 숨 편히 쉬게 해드릴게요. 걱정하지 말아요."

인내는 쓰지만 희망의 끈을 놓지 않으면 열매는 달다

두세 번의 진료 만에 이현미 씨의 목과 어깨 통증은 많이 좋아졌다. 하지만 근본적인 통증 개선을 위해서는 전체적으로 왼쪽으로 틀어진 몸을 원래대로 돌려야 했다. 이 과정에서 포기하는 환자도 많다. 조금 나아졌는가 싶었는데 다시 상태가 안 좋아지면 '이젠 가망이 없나 보다.'라며 단념하고 병원에 발길을 끊는다. 치과의사로서 가장 안타까운 순간이다.

그러나 이현미 씨는 지금도 여전히 희망의 끈을 놓지 않고 치료를 계속하고 있다. 지난 5년간 한 번도 빠지지 않고 진료일에 병원을 찾았다. 내가 추천한 운동도 매일매일 하며 조금씩 좋아지고 있다.

"요즘 어때요? 가장 안 좋은 상태가 10이라고 하면 어디까지 온 것 같아요?"

환자들의 통증 정도를 알기 위해 내가 주로 묻는 방식이다.

"음…… 1 정도인 거 같아요. 그전에는 숨만 편하게 쉬어도 살 것 같았는데 증상이 하나씩 하나씩 좋아지면서 자꾸 욕심이 생기네요. 요즘엔 소화도 잘되고 소변도 잘 봐요. 다음엔 또 뭐가 나아질지 기대돼요. 몸이 새로 태어나는 것 같아요."

에필로그

전신치의학으로의 전환을 늦춰서는 안 된다

지금까지 쓴 글을 읽어보니 어쩐지 잔소리를 너무 많이 늘어놓은 것 같다. '뭐가 이렇게 해야 할 게 많아!'라며 반문할지도 모르겠다. 잔소리로 받아들여도 좋다. 다만 이것 하나만은 알아줬으면 한다. 수많은 턱관절 장애 환자를 치료해온 치과의사로서 펜타곤 5법칙을 통해 많은 사람이 건강수명을 늘리고 삶의 질을 올려 행복한 삶을 누릴 수 있도록 돕고 싶을 뿐이다.

나는 가끔 환자들을 보며 안타까움을 느낄 때가 있다. 그들이 겪었던 고통은 삶을 폐허로 만들었다. 인간이 가장 무기력해질 때가 이유 없는 고통에 무기력하게 방치됐을 때라고 한다. 원인 모를 통증과 고통 속에서 짧게는 수년에서 길게는 십수 년을 고통에 허덕이다가 결국 마지막에 찾아온 곳이 내 병원인 환자들. 그들을 볼 때마다 '조금만 빨리 왔으면 좋았을 텐데.'라고 수없이 속으로 되뇌었다. 이유 없는 고통에 무방비로 노출된 환자들은 말 그대로 탈진 상태로 내 앞에 나타난다. 그 모습들을 지켜보면서 내 머릿속에는 단 하나의 목표가 새겨졌다.

"전신치의학으로의 전환을 더 이상 늦춰서는 안 된다."

이것이 내가 이 책을 쓴 이유다. 환자들이 이 병원 저 병원을 전전하며 고통 속에서 시간을 허비하지 않도록 하기 위해서다.

사실 한 사람의 치과의사로서 할 수 있는 일이란 게 별로 없다는 걸 너무도 잘 알고 있다. 턱이 얼마나 중요한지, 턱관절 장애가 우리 몸을 어떻게 변화시키는지 목 놓아 말해도 세상은 별 반응을 보이지 않았다. 세상을 둘러싼 상식이란 벽의 두께는 의외로 두꺼웠다. 하지만 나는 지금 이 순간에도 계속해서 턱관절에 매달리고 있다.

19세기 영국 글래스고대학교의 조지프 리스터Joseph Lister라는 외과 교수가 있었다. 당시에는 수술 뒤에 수술한 부위가 곪아서 패혈증으로 죽은 사람이 많았는데 의사들은 산소가 고름의 부패작용을 일으킨다고 믿었다. 그러나 리스터는 수많은 임상 경험 끝에 이 '상식'이 잘못됐다고 확신했다. 만약 산소가 고름을 부패하게 만든다면 건강한 사람의 육체도 고름 범벅이 되어야 하는 게 아닌가. 그는 골절된 늑골 때문에 폐에 구멍이 생겨 상처로 공기가 들어갔음에도 흉부 감염이 발생하는 경우가 드물다는 걸 임상 경험으로 확인했고 이것을 기반으로 하나의 주장을 펼쳤다.

"고름은 나쁜 것이고 소독을 통해 예방할 수 있다!"

리스터는 산소에 의해 고름이 부패하는 것이 아니라 어떤 이물질이 원인이 되어 부패가 진행된다고 주장했다. 물론 동시대 의사들은 일제히 그를 비웃었다. 말도 안 되는 소리라며 그를 면박했다. 리스터의 주장에 동조하면 그동안 쌓아왔던 자신들의 권위와 신뢰가 무너진다고 생각했기 때문이다. 그러나 리스터는 끝까지 포기하지 않았다. 자신의 주장을 임상으로 증명해 보였다. 수술 후 석탄산으로 상처를 소독하자 패혈증 환자가 급격하게 줄어드는 것을 확인했다. 그의 발견으로 외과 수술은 더 이상 도박이 아니라 '합리적 선택'의 반열에 오를 수 있게 됐다.

나는 나의 진료실에서 이뤄지고 있는 전신치의학 치료가 언제고 우리 의료 환경을 혁신적으로 바꿀 것이라고 믿는다. 그러나 그 혁신의 순간이 지금 당장 내 앞에 펼쳐질 것이라고는 기대하지 않는다. 혁신을 이루기엔 쌓아놓은 발걸음의 숫자가 너무 적고 그 발걸음을 쫓아오는 움직임도 아직은 미약하다. 그런데도 그 혁신이 반드시 올 것이라고 믿는 것은 내가 경험한 임상 결과가 너무도 명확하게 그 방향을 가리키고 있기 때문이다.

그렇기에 난 환자들의 진료 기록을 살피고 내 나름대로 쌓아올린 데이터를 기반으로 턱관절 치료를 현대의학의 범주 안에서 해석할 수 있도록 최소한의 이론적 기반을 만들기 위해 연구를 이어가고 있다.

여기에 작은 소망을 하나 덧붙인다면 원인 모를 고통 속에 삶을 소모하고 있는 턱관절 장애 환자들이 이 책을 통해 자신이 아픈 원인을 알고 턱관절 치료를 선택했으면 하는 바람이다. 꼭 내게 오지 않아도 좋다. 자신의 증상을 치료해줄 병원을 찾아간다면 고통으로부터 인생을 구할 수 있다. 이렇게 작은 움직임들이 모이면 전신치의학이란 학문의 저변이 더더욱 넓어질 것이라고 믿는다.

턱관절의 균형이라는 창으로 바라보는 '인간의 심신'은 여전히 풀어야 할 숙제를 던지고 있다. 그러나 유기체가 변화를 거부하면 잠재력을 발휘하지 못하듯이 턱관절 연구도 변화를 거부한다면 환자의 건강을 되돌릴 수 있는 무궁무진한 발전 가능성을 놓치게 된다.

훗날 1세대 전신치의학자라는 이름으로 불리길 희망하는 것 자체가 어쩌면 지금으로선 과욕일지도 모르겠다. 하지만 세상은 이런 개척자들의 꿈과 헌신적 노력이 모여 발전해오지 않았는가.

턱관절 쇼크
턱관절이 문제였습니다

초판 1쇄 인쇄 2025년 7월 22일
초판 1쇄 발행 2025년 7월 29일

지은이 문형주
펴낸이 안현주

기획 류재운 **편집** 안선영 김재열 **삽화** 심수현 **브랜드마케팅** 이민규 **영업** 안현영
디자인 표지 정태성 본문 장덕종
외부 기획 이진아콘텐츠컬렉션

펴낸곳 클라우드나인 **출판등록** 2013년 12월 12일(제2013-101호)
주소 우) 03993 서울시 마포구 월드컵북로 4길 82(동교동) 신흥빌딩 3층
전화 02-332-8939 **팩스** 02-6008-8938
이메일 c9book@naver.com

값 20,000원
ISBN 979-11-94534-20-4 03510

* 잘못 만들어진 책은 구입하신 곳에서 교환해드립니다.
* 이 책의 전부 또는 일부 내용을 재사용하려면 사전에 저작권자와 클라우드나인의 동의를 받아야 합니다.
* 클라우드나인에서는 독자여러분의 원고를 기다리고 있습니다.
  출간을 원하는 분은 원고를 bookmuseum@naver.com으로 보내주세요.
* 클라우드나인은 구름 중 가장 높은 구름인 9번 구름을 뜻합니다. 새들이 깃털로 하늘을 나는 것처럼 인간은 깃펜으로 쓴 글자에 의해 천상에 오를 것입니다.